アンリ・エー入門
エーと現代の精神医学思想

ジャン・ギャラベ [著]
藤元登四郎 [訳]

Henri Ey
et la pensée
psychiatrique contemporaine

Jean Garrabé

Traduction de Toshiro Fujimoto

創造出版

アンスティチュ・シンテラボ・プール・ル・プログレ・ド・ラ・コネサンス、
ル・プレシス-ロバンソン、1997

Henri Ey et la pensée psychiatrique contemporaine by Jean Garrabé
© Institut Synthélabo pour le progrès de la connaissance, Le Plessis-Robinson, 1997
Japanese translation rights arranged with Editions du Seuil, Paris
through Tuttle-Mori Agency, Inc., Tokyo

故秋元波留夫（元東京大学精神医学教授）先生に捧ぐ

日本版の序文

　数日前に未曾有の二重の災害に襲われました日本の皆様が、冷静かつ誇り高く立ち向かっておられるお姿に対しまして、全世界の人々が賛嘆の声を上げているまさにこのときに、私はこの序文を書いています。この数日前に、藤元登四郎博士からこの本の翻訳が終了したという報告がありました。これは、精神医学の領域における日本とフランスの歴史ある永続的な関係のあかしであります。

　アンリ・エーの著作は日本の精神科医の皆様はよくご存じですが、その中でも秋元波留夫先生は第二次世界大戦の前に、すでにエーの初期の作品を読んでおられました。日本人の会員の方々が目覚ましい活躍と貢献をされている、ペルピニャンの財団法人アンリ・エー協会の資料館には、宮城音弥先生が1939年初め、エーの初期の仕事について書かれた1通のエー宛の手紙が保管されております。その中で宮城先生は、長期にわたる日本とフランスの間の実り豊かな交流が、緊迫した関係が悪化して中断されることを懸念しておられますが、不幸にも的中して多くの事件が起こりました。しかしこれらの交流は、戦争が終わり、エーが最初の世界精神医学会の準備を献身的に行う時代となったときに再開されました。こうして第1回世界精神医学会は1950年にパリで開催され、この学会の成功をきっかけにして、世界精神医学会が創設されました。エーは、マドリッドで第4回世界精神医学会が開催された1966年まで、16年間にもわたってこの学会の事務局長を務めました。事務局長としての最後の講演で、彼は精神病理学の器質力動論の考え方のまとめを報告いたしました。

　1950年から1960年までの期間はアンリ・エーの円熟の時代であり、この間に主たる著作が上梓され、それらの多くは日本語にも翻訳されました。その中でも「意識」では秋元波留夫教授の論文が引用されています。秋元教授は東京大学で、アンリ・エーと共通点のある精神医学の力動的考え方を弟子たちに教育されましたが、その方向は残念ながら継承されませんでした。秋元教授は1961年に、ボンヌヴァル精神病院、現在のアンリ・エー専門病院センター Centre Hospitalier spécialisé Henri Ey（昔のサン-フロランタン大修道院の歴史的建物の中に位置している）を訪問され、両巨匠はロワール河に沿っている小川のほとりを散歩されました。おそらくエーは、秋元教授にシャルトルの大聖堂のステンドグラスや、プルーストの小説に描かれているイリエ-コンブレの風景を観光されるように勧めたことでしょう。失われし時を求めて。日本とフランスの文化的交流を思い起こすとき、私は、この作品の最も優れた研究者の一人、プルーストが幼年時代のコンブレを描いた「スワン家の方へ」を研究した吉田城を思い起こします。

1977年エーの没後、ペルピニャンに創設されたAPFHLYは、フランスで見つからなくなったテクストの再版に着手しました。かくして、エーが1926年から1973年の間、ずっと思考し続けた統合失調性精神病(ルビ:スキゾフレニック)に関する論文集は、私が序文を書く《統合失調症 臨床的精神病理学的研究》のタイトルで出版されました。1996年のことです。

2002年に開催された横浜の世界精神医学会のとき、百歳に近い秋元教授に拝謁することができたのはまことに光栄でした。秋元教授は弟子の藤元登四郎氏にこの論文集の日本語への翻訳を命じられ、序文まで書かれました。

この学会で、藤元博士は**器質力動論と日本の精神医学（アンリ・エーと秋元波留夫）**という発表で、日本語に翻訳されたアンリ・エーの業績について、翻訳者、監修者、編者、出版社などの詳細な書誌を発表されました。たとえば、1973年の大橋博司教授の翻訳された**意識**の第2版、2002年の秋元教授監修、山田悠紀男、藤元訳の**精神医学の防衛と実証（精神医学とは何か 反精神医学への反論）**が含まれています。このとき、藤元氏は、すでに述べた**統合失調症 臨床的精神病理学的研究**の翻訳に着手したことを述べておられますが、その後刊行されました。日本ではアンリ・エーの著作の普及はさほどではないようですが、この論文集が注目をあびていることは、*カイエ・アンリ・エー誌（2005年5月）の世界中いたるところから、多様な文化を横断して*に記されています。

「統合失調症 臨床的精神病理学的研究」が刊行されますと、出版社から、アンリ・エーの精神医学的かつ哲学的著作の全容を紹介する本を執筆するように依

日本語版の序文

頼されました。目的は、エーのテクストに興味のある若い読者が、それを20世紀の精神医学の思想の発展の中に位置づけることができるようにということであります。これはもちろん、複数の世紀にまたがる思想史を扱っている1万頁に及ぶ膨大な著作全体を、100頁そこそこで要約することではなく、エーの業績の精神を把握するためのものです。この執筆に当たって、刊行順にアンリ・エーの教えをたどり著作を読んでいきましたが、これまで理解していなかったことがわかってきました。なぜならば、解釈は容易ではなく、しかもまったく《プレ・タ・ポルテ》的な思考ではなく、むしろ私たち自身で考えることが要求されるからです。本書はすぐに、私たちの友人で、アンリ・エーの崇拝者であるヘクトール・ペレス‐リンコン教授によってスペイン語に翻訳され、メキシコで出版されました。アンリ・エーは日本には一度も訪問したことはありませんでしたが、ラテン・アメリカやスペインには何回も旅行し学会で講演しましたので、スペイン語圏では非常に有名であり、生前も死後も多数の本が翻訳されています。私自身も次回行われるブエノス・アイレスの世界学会のいくつかの討論会に参加することになっています。そこでは、妄想や幻覚などのエーの重要問題の討議が行われることになるでしょう。それから日仏協会主催の名古屋と東京での討論会に参加することになっています。

　私は友人、藤元博士による本書の入念な翻訳（この翻訳に当たって、私がはっきり説明しなかった一節のために困難に遭遇されました）によって、若い日本の仲間の方々がエーの豊穣な思想の基礎を学ばれることを期待いたします。

ジャン・ギャラベ
パリにて、2011年3月20日

目　次

　日本版の序文 …………………………………………………… 1
　序文 ……………………………………………………………… 7
　I　　幻覚と妄想 ……………………………………………… 11
　II　　ジャクソンの諸概念と器質力動論 ………………… 23
　III　　急性精神病の構造と意識の構造解体 ……………… 43
　IV　　意識 …………………………………………………… 61
　V　　慢性妄想病 …………………………………………… 83
　VI　　精神分析と精神医学の関係 ………………………… 103
　VII　　反精神医学／前精神医学／反反精神医学 ……… 119
　VIII　医学史における精神医学の歴史 …………………… 137
　終章 ……………………………………………………………… 165

　あとがき ……………………………………………………… 176

　さくいん ……………………………………………………… 183

序文

　アンリ・エー Henri Ey（1900-1977）の精神医学的かつ哲学的業績を新しい読者のために要約することは、突飛な企てだろう。実際、エーが、1934年（**幻覚と妄想 Hallucinations et délires**）から1973年（**幻覚概論 Traité des hallucinations**）まで刊行した12冊の著作を、どうしてたった1冊の小冊子で要約できるだろうか。しかも、それらの著作には多くの修正版や改訂版があり、生前に発表された論文、報告、解説や翻訳まである。ジャック・グリニョンは、1977年のレボリューション・プシキアトリックL'Evolution Psychiatrique誌のアンリ・エー特集号で、詳細な文献目録を作成したが、ちょうどその年にアンリ・エーは没した。それからグリニョンは、1994年に書いた論文で、エーの死後1981年に刊行された**医学の誕生 Naissance de la médecine**などを加えて、文献目録を完全なものにした。この**医学の誕生**は、アンリ・エーが生涯をかけて執筆する計画だったが完成できなかった大著、**医学史における精神医学の歴史 Histoire de la psychiatrie dans l'histoire de la médecine**において、唯一実際に執筆された第1部に相当するものであった。

　私たちの示した年代的指標のいくつかは、全著作が、精神医学的思想の転回点に位置していることをはっきり示している。すなわち精神医学的思想は、エーにとって、医学思想に由来するものであり、精神医学的思想の歴史が、近代から現代へと実際に通過したのである。ボンヌヴァルの師の創造の関心は、広大で科学認識論的革命を生み出したこの半世紀を、正確にカバーすることを目指して、大きな貢献をしたのであった。私たちは、駆け足ではあるが、精神病理学の研究が、精神医学に問いかける大問題や解答が何であったか、また今日において何であるかを、理解することが可能である。これらの大問題の解答は、20世紀を最も代表する人々の一人、まさしくその一人によって、たゆまぬ熟考を通じて与えられたのであり、彼の広大な業績が、そのことをはっきり裏づけている。そのときの科学の状況、あるいはむしろ連続的な進歩の表現である解答は、思想の運動を表すのであり、**変更できない** ne varietur 決定的なものとして、固定することはできないだろう。その教えは、私たちが、そこから着想を得て、類似した個人的な

思索を通じて、独自の回答を練り上げることが、可能となるという類のものである。これが、アンリ・エーが真の巨匠と考えられるゆえんであり、したがって彼は、《精神医学的に正しい》思想というような、唯一の思想を伝えたのではなく、反対に、精神医学を考えることを教えたのであった。すなわち、精神疾患の臨床や、苦しんでいる患者さんの治療において想起される問いかけに、私たち自身で適切な解答を探し求めることである。

　したがって私たちは、彼の著作を解釈する最もよい入門指導は、模範的な著作から選んだ、特に代表的な一連の主題を紹介することであると思う。そうすれば、アンリ・エーの思想を形成させた周辺の人々が明確にされ、そのそれぞれについて、彼の思想がどのようにして時代の関心事に共鳴し、他の思想家の力を反映したかを示すことができる。このような選択は、当然、恣意的となるが、私たちにとって常に現在的であり、現在も討論され続けている主題を考慮することができると思われる。そうすると私たちは、アンリ・エーと現在の精神医学思想との関係が何であるかを示すことができるだろう。これによってまた私たちが、この著作を読んで別な思索の主題を発見し、独自の研究となるような新しい読解へと導かれるのである。

　それゆえ順次、以下の問題を検討しよう。
　　― 幻覚と妄想
　　― ジャクソンの思想と器質力動論
　　― 急性精神病
　　― 意識
　　― 統合失調症性精神病群(スキゾフレニック)
　　― 精神分析と精神医学の関係
　　― 倫理学と反精神医学
　　― 精神医学の歴史と医学的人類学

　これらの章にそれぞれ重要な参考文献を加えた。すなわち、アンリ・エー自身のテクストばかりではなく、彼の著作と対応する部分と関係があり、彼の論じた研究者のテクストも掲載している。本書の入門的な性質を考慮すると、私たちはこの方法が、徹底的な網羅を目指した一般的な参考文献一覧よりも望ましいと思う。反対に、これらの参考文献の中で重要なものは、繰り返して出てくることもある。これは、彼の思想の発展によるものである。様々な章は、屋根の瓦のよう

に、それぞれ部分的に重なり合っているので、解説は連続的であり、途切れることはないだろう。

文献

1 - Ey H. - *Hallucinations et délire*, Alcan, Paris, 1934.
2 - Ey H. - *Traité des hallucinations*（deux tomes）, Masson, Paris, 1973. 宮本忠雄、小見山実監訳「幻覚」金剛出版、1995。
3 - Ey H. - 《La naissance de la psychiatrie》, *Actual. Psych.* 1977, 5, 9-26.
4 - Grignon J. - Bibliographie des œuvres de Henri Ey, *Evol. Psych.* 1977, XLII, III/2, 1109-1138.
5 - Grignon J. - *Expérience mystique et hallucination*. Thèse, Louvain, 1994, T. III. Bibliographie. Œuvres de Henri Ey, 563-578.

I　幻覚と妄想(デリール)

《精神医学に初めて接して以来、私は、幻覚に魅せられた。この幻覚の神秘から知覚の奇跡が見えてくる。幻覚こそが、精神病理学の世界を解く鍵である。なぜならば、精神医学的知識で答えられる疑問は、幻覚との関連で整理されるからである。》エーのこの言葉は、巨大な**幻覚概論 Traité des Hallucinations**（1）の序文を飾り、幻覚の問題に関する2つの本質的問題点を明確に示している。すなわちエーが、すべての研究を通じて解明しようとした一貫する独自の関心、および精神医学的思索の練り上げの過程で得た、解答の中心的位置を示している。

米国精神医学学会の**精神疾患の分類と診断の手引き Manuel de diagnostic et de statistique**は、1980年の第3版で、分類から精神病の概念や用語を除去してしまったが、その後、1994年の第4版では、《統合失調症あるいはその他の精神病的障害》のカテゴリーで、精神病にほかならぬものを定義しようとしている。この定義は《妄想 delusion》と幻覚と、それぞれの相互間の特徴の関係に基づいている。

エーによれば、英語の妄想 delusion という用語は、《**譫妄状態** Délire-état（譫妄状態 delirious）ではなくて、妄想**観念** idée délirante あるいは妄想**観念形成** idéation délirante であり、錯乱状態という古典的意味での意識障害を意味するものではない》（1 p. 1440）。

DSM-Ⅳは、《精神病性 psychotique》について多少とも限定的な3つの定義を提唱している。それを最も厳密に、主体が病理的性質を意識していない、妄想観念あるいは幻覚に限定するとすれば、むしろそれらの幻覚的性質を述べるべきだろう。この定義は、妄想病 Délires（**妄想性障害 Delusional Disorder**）と二人組精神病 Folie à deux（*Shared psychotic disorder*）に対応している。その定義はきわめて広く、その上、統合失調症性と考えられるその他の症状まで含んでいる。なぜならば DSM-Ⅳでは、この定義は、相変わらず拡大解釈した統合失調症(スキゾフレニー)と対応する定義であるからである（次の章でエーが急性妄想精神病 psychoses délirantes aiguës と慢性妄想病 Délires chroniques を区別し境界を定めている方法について述べよう）。結局、DSM-Ⅳは《精神病性 psychotique》について、先にあ

げた2つのものの間にある、いわば第3の定義を提唱している。すなわち、主体は、苦しんでいる現象が幻覚性の経験を形成することに気づいている。ここで、私たちはそれを幻覚症性hallucinosique（2）と呼び、アンリ・エーがエイドリーEidoliesに付与したものの定義を検討したい。これはギリシア語の*エイドロスeidolos*、イマージュに由来している。《すなわち幻覚性現象は、単純な確信的判断によって対象を作り出し、知覚野の時間あるいは空間にはめ込まれるイマージュの知覚を形成する。幻覚症に換わる用語であるが、この著作では、妄想的ではない幻覚現象に関連していることを強調するために、しばしば「幻覚症性hallucinosique」という形容語を付け加えている》（1 p. 1441）。

　エーは研究の最後で、幻覚、妄想、エイドリー（デリール）を論理的に区別することで、どのように精神病理学の基本的問題の解答とするに至ったのであろうか。

　このテーマについての最初の研究（3, 4）は、しばしばアンリ・クロード（1869-1945）との共著で発表された。クロードはサン・タンヌ病院の脳精神疾患医学の教授であり、そこでエーは1931年には医長であった。エーは、ピエール・ケルシーが1930年に刊行した2巻からなる**幻覚 L' hallucination**（第1巻《哲学者と神秘主義者》、第2巻《臨床研究》）（5）にインスピレーションを受けた。ケルシーの哲学的参照文献は、スピノザ（1632-1677）、ライプニッツ（1646-1716）、およびベルクソン（1859-1941）であった。分析された神秘的体験は、聖テレーズ・ダヴィラ（1515-1582）の体験である。ジャック・グリニョンは、《サン・ジャン・ド・ラ・クロワとアンリ・エーの研究に照らして、神秘的体験と幻覚との間の差異》（6）を分析した。したがって、カスティーリア人の聖人の意識を導く神秘思想に捧げられたこの哲学論文は、神秘を説明しており、この論文にはアンリ・エーの研究の最も完全な文献目録が掲載されている。アンリ・エーは、ケルシーの研究した直感像素質 eidétisme であるとか、幻覚誘発剤、大麻および30年代に発見されたウバタマの影響などのようないくつかの問題点を発展させることになる。

　1935年、エーは**アナル・メディコ・プシコロジック**誌 *Annales médico-psychologiques* で、幻覚をめぐって行われた1855年のメディコ・プシコロジック学会での、有名な討議について歴史的説明を行った(7)。この歴史的説明は、エーの**幻覚概論 Traité des hallucinations**（1 p. 83）で再び取り上げられ、幻覚概念の進歩における、その概念の逆転が明らかにされている。この概念は、エスキロールが精神的かつ妄想的（デリラン）特長によって定義したもので、その後19世紀の後半に、

Ⅰ 幻覚と妄想

幻覚の感覚的特長によって定義されていたものである（1 p. 82-92）。この議論は、同時代の研究者たちが再び取り上げ、幻覚の概念的研究については、ジョルジュ・ランテリ-ロラ（8）、あるいは妄想(デリール)については、ジェルマン・E・ベリオやフィリベルト・フエンテネブロ・ド・ディエゴ（9 p. 55-62）がいる。これらの研究では、最初の議論以来、1世紀半の進歩を経た現在の問題の状況を知ることができる。

　エーと同世代の多くの精神科医は、第一次世界大戦の終わりに、世界中を襲った伝染性脳炎の流行に影響され、まず、フォン・エコノモ病の精神症状や後遺症の研究を通じて、感覚性幻覚の謎に迫る試みを行っている。1938年以降、エーはミシェル・ランクールと共同で、メスカリン中毒による幻覚性精神感覚性障害を研究する（10）。エーも引用しているルイエの論文（11）によれば、ケルシーがほんの少し前に研究したのは、ウバタマ Peyotl による幻覚であった（1 p. 374-396）。エーは数年後に他の中毒性幻覚を研究する。すなわち、J・J・モロー（ド・トゥール）（1804-1884）の主張を見出すことになる、インド大麻による幻覚である。それは、《夢の状態と狂気との同一性》に関するもので、エーは、独自の器質力動論概念でそれを統合して、独自の概念を作り上げるのである。このことについては、器質力動論に関する章で言及するが、ここでは次のことだけにとどめておこう。エーが、モロー（ド・トゥール）の思い出に捧げたエチュード第8番でそのことについて述べていること。メディコ・プシコロジック学会の歴史的討議の2番目、すなわちモローの論文に関する討議は、直接その最初の幻覚に関する討議につながっており、したがってこれらの2つの問題は緊密に結びついている（12 p. 222-227）。アンリ・エーは、エチュードでモロー（ド・トゥール）の概念を批判したブスケの観点を揶揄しながらも接近して、この討議を総括した。当時モローは、1947年のボンヌヴァル討論会で、狂気の精神発生学の擁護者であったジャック・ラカンの狂気の有機体 organisme の中に狂気を統合しようとしたのである（12 p. 223）。エーにすれば、モロー（ド・トゥール）が《大麻の陶酔による実際の体験において、妄想(デリール)の第一義的な状態》を理解したのは正しかった。すなわち、体験する現在野における想像と夢の逆転である。なぜならば、中毒が、《想像力 folle du logis（訳注：直訳は家の中の気違い女のことでMalbrnche の造語）、いわゆる《支配者になる…》（1 p. 539）というような現在野の大混乱を引き起こしたとき、関係するのは妄想(デリール)であるからである。

　1947年に、エーはユベール・ミニョとともに、J・モロー・ド・トゥールの精

神病理学なるもの (13) を解説して、感覚性幻覚から妄想性幻覚(デリラント)へと進む、夢と妄想性(デリラント)思考の同一性の理論を正式に発表した。その後、夢と狂気の近接性は**睡眠と夢における意識解体と精神病理学との関係**として、マドリッドの第4回世界精神医学会で研究発表された (14)。そこでエーは、この点について、バイヤルジェ (1809-1890) の構想の延長として明らかにするやり方で、独自の構想を述べているが、私たちは別な観点から、ヒューリング・ジャクソンとピエール・ジャネの作り出した概念に到達する、アンリ・エーの器質力動論を検討しよう。

いずれにせよ、エーは、**幻覚概論**第2巻で線型病因論 (第6章) と器質力動モデル (第7章) を対立させている。第1巻は、病んだ感覚機能による幻覚の臨床研究 (第2部)、幻覚症性現象の2つの大きなカテゴリー (幻覚症性エイドリーと妄想性幻覚(デリラント)) の区別 (第3部)、それから脳疾患と幻覚剤の影響における幻覚の区別 (第4部) である。

線型的といわれる幻覚の病因理論は、そこで、まったく異なる2つのモデル、すなわち機械論モデルと精神力動モデルに対応する。幻覚の機械論と幻覚精神病の理論は、何よりもまずガティアン・ド・クレランボーの精神自動症という、《教義 Dogme》理論によって代表される (1 p. 962-967)。事実アンリ・エーは、この用語、教義を取り上げている。この用語は、ジャン・フレトが1912年に**精神医学著作集**として出版した、師であるクレランボー選集の中にあり、彼が自動症と、自動症による精神病の理論を検討した章のタイトルとして選んだものであった (15 p. 455-646)。いうまでもなくクレランボーは、これらのテクストで、彼の命名した臨床的に疑いのない精神感覚的現象の存在も、幻覚性精神病の特別なグループについて彼の引き出した妄想(デリール)の考え方でも、一切独断的ないい方はしていない。すなわちこの妄想(デリール)の考え方は、1927年の彼の概説書の冒頭に要約されている。《妄想(デリール)の厳密な定義は理詰めの知性による当然の反応にすぎず、しかも多くの場合下意識からくる現象そのもの、すなわち精神自動症である》(16 p. 34)。アンリ・エーの思想を今日紹介している、アンペシュール・ド・パンセ・アン・ロン *Empêsheurs de penser en rond* のシリーズの中で、精神自動症を紹介したとき、私たちはフレトとは逆に、**自動症と自動症症候群に基づく精神病** **Psychoses à base d'automatisme et syndrome d'automatisme** という概論を出版することにした。これは、ラ・トゥール・ポワンテュの師が彼自身彼の学説を作り上げ、この主題はその年1927年の予定議題 (16) となったブロワのフ

I 幻覚と妄想

ランス語圏精神医学界で、一種の反論を行ったことをまとめたものである。その頃エーは、セーヌの癲狂院のインターン生であった。《1928 年から 1930 年まで、私は、G・ド・クレランボーのところから 16 時に出てきた患者の入院許可のために、17 時から 20 時までの長時間の診察を何回したことだろうか...》(1 p. 970)。妄想は、下意識の産物ではなくて（私たちは無意識とはあえて書かない）、健康な自我の部分的知的活動の結果であるということは、確かに精神自動症の最も重要な概念であるが、アンリ・エーはこれを受け入れていないし、またその後も決して受け入れることはないだろう。精神自動症の概念は、エー独自の概念の形成に寄与しつつある他の理論的考え方の概念内容とは完全に反対であり、特にオイゲン・ブロイラー（1857-1939）の概念とは反対である。ブロイラーの考えでは、幻覚と妄想が、たとえ一次性の精神病という仮定的経過の一次性症状による二次性のものであろうとも、なおもそれ自体が病理的なものとして考えられる。エーは**エチュード Etudes** で、ガティアン・ド・クレランボーの学説を機械論的パラダイムであるとする批判に、第 5 番全体を割いている。その結論は臨床家として、また最終的に理論家として、はっきり称賛を証明している。すなわち理論家としては、幻覚と妄想の関連問題のデータを明らかにし、かつ彼の流儀で、それぞれに答えられるような方法で、幻覚と妄想を表現することができた。《G・ド・クレランボーは、精神病をあまりにも知り抜いていたことは確かであり、彼の業績の中に、容易に器質力動論と一致する特有の記述または理論を見出すことができることは確かである。それについては後述する。しかしまた、彼の厳密な臨床観察の成行き上、彼がその独自の教義を逸脱したこと、もはや厳しい独断論的デカルト主義者ではなかったこと、もはや自分自身ではなくなったことも明らかだろう》(17 p. 102)。

　個人的には、おそらくエーの多くの弟子のように、クレランボー主義の教義についてのこの厳密な批判をみると、むしろ比較校訂されたこれらの独断主義医学のテクストを読みたくなる。危険視すると、逆に禁じられた書物を知りたくなる場合があるように、ここではそれに立ち戻ることになる。なぜならばそれは、ゆがみのない教義とは相反するからである。私たちは時々、クレランボーの基本概念の中に、不適切とは思われない要素を見出すことがあることを認めざるを得ない。私たちはクレランボーの理論が、妄想の他の取り組み方、構造主義的取り組み方、現象学的取り組み方に、いかに寄与したかを示すことにしよう。たとえ、

15

精神自動症を示して、クレランボーの概念が構造主義に寄与している可能性に言及して、この考え方の中に構造主義のしるしを見ているといって批判されるにしても、である。アンリ・エーもまた、そのことを理解していた。《留置所の医務室の師の学説は、彼の最も際立った弟子（J・ラカン）の精神の中で増殖し、構造主義を予告するこだまのようであった。このことは私たちの反省や記憶を通じて、今人間から妄想(デリール)を抹消する以前に、人間をその妄想(デリール)から抹消してしまった、その物理数学的輪の半分同士をつき合わせてみると明らかになるだろう》（T.1 p. 967）。なぜならばエーにとって、妄想(デリール)の機械論者の解釈はすべて《妄想(デリール)は、結局、単なる自動現象の寄せ集め（G・ド・クレランボー）、あるいは部分的感覚障害または知覚障害の結果にすぎないとして、抹消されるからである。これらの２つの場合、妄想(デリール)は、幻覚、部分的現象、あらゆる幻影のせいであるとして抹消されるのである。そのおかげで、妄想者(デリラン)は、しっかりした理性があり妄想(デリール)がないとみなされる》（1 p. 973）。エーは敢然として、クレランボーに見られる、《この言説における省略形で固定されている暴力的思考》（1 p. 967）と決別する。

私たちには、この言説が可能なように思われたが、ここでユージェーヌ・ミンコフスキー（1885-1972）の権威に頼らなければならない。彼は1927年以降、クレランボーの精神自動症（18）の現象学的解釈について述べた。それは、心的空間性の変質を分析する、現象学的と呼ばれるべきものであった。なぜならば、Ｓ症候群を特徴付けているものは、主体が自己の外から考える思考の外在性であるからである。すなわち、精神医学的現象学の創始者がＳ症候群を生きられる時間の変容、すなわち時間性の変容としたのであった。

しかしアンリ・エーは、**アメリカ精神医学会**の**精神疾患の分類と診断の手引き**において、精神自動症症候群に適合する場所で考察することになろう。その第３版は、クルト・シュナイダー（1887-1967）のいわゆる第１級症状の形、すなわち実際には統合失調症(スキゾフレニー)の疾病特徴的徴候に基づいており、この版の著者が、この精神病の機械論者の理論に従っているという証拠を示していた。本章の冒頭で見たように、その第４版は現在、これらの定義で最も限定的な意味での精神病から、単なる妄想観念(デリラント)あるいは妄想観念(デリラント)形成に止まるものまで、いくつもの定義を示している。

しかしながらアンリ・エーは、**幻覚概論 Traité des Hallucinations** の第６部で、機械論的モデルに対して、《線型》理論に対応すると考えられる、もう１つのモ

Ⅰ　幻覚と妄想

デルを対立させている。すなわち、精神力動モデルであり、機械論的モデルに似通っている。ここではパラダイムは、精神分析理論によるもの、あるいはむしろエーがこの理論から作り出したもので、精神分析理論が、《線型》の幻覚の問題に関わるという意味を示すと同時に、フロイトの業績そのものから、精神病の器質力動論の必要性のために引き出せる論拠は何であるかを示すことであった。それゆえ私たちは、この章でこれらの2つの問題のうち1つしか取り扱わない。すなわち、幻覚の精神力動モデルの線型性についてである。これはエーが、フロイトの学説について示した判断と、それに対応する2つの章で、彼自身の思索を深めるために引き出したものについての判断にたち戻ることになる。1つは器質力動論の練り上げに当てられたもの、もう1つはそれに精神医学と精神分析の関係についてのものである。エーにとって、精神力動モデルの線型の性質は、無意識の直接の表れである幻覚という明白な事実、いわば幻覚の存在という最初の証拠に起因している。すでにフロイト以前にすべてのロマン主義的流れ、特にドイツのロマン主義では精神論学派 école psychiste、グスタフ・カルスだけではなく、ノヴァーリスの哲学以前のゲーテ、ショーペンハウエル、ニーチェなどがおり、《幻覚の精神病理学を、幻覚が現れる無意識の深層を開く方向へと導いた》（1 p. 990）。その影響だけが広く認められているにすぎない、この時代の哲学中では──ここでエーは、エレンベルガーを参照しているが──フロイトは彼の無意識、すなわち、《一次性プロセスにおける現実体系の独立原理を充足するものとして》欲動貯蔵庫、幻想の運動形を発見したのであった（1 p. 990）。妄想性幻覚の経験に見られる情動の表出は、特にエーにとって、確かにこの制約の証拠のように見える。《妄想体験の幻覚の形は、結局、無意識の否認の力によるものではなくて、夢のように、睡眠とまではいかなくても少なくとも何らかの意識野の構造解体の様態による》（1 p. 982）。《たとえ妄想（慢性妄想病あるいは Wahn）における無意識の明らかな投影が、疑問の余地もなく、幻覚妄想の現実の**象徴性**の根拠となるとしても》、そして《もし幻覚と妄想が表出する「現実」が、確かに内的「対象」の現実であるとすれば、それは「コンプレックス」の布置の中で複数の欲動の交錯した力によって作り出されたイマージュである》...《外部の自然界や文化的世界の現実と競合するこの「現実」は、客観的な厳しい現実の間隙に楔（くさび）のように滑り込むか、あるいは決して現実を損なうことも吸収することもない、想像的気体のように重なり合う》（1 p. 1006）。これはエーにとって、精神分析学

17

派が退行として示した退行過程によって、幻覚における欲望投射の線型モデルの不足部分を補う必要があったということである。なおエーの観点では、退行とは本質的にフロイトが形式的退行 régression formelle と名づけているものである。

　ここでエーは、ラプランシュとポンタリースの見方からすると《退行は「形の心理学 psychologie de la forme」やジャクソン的傾向のある神経心理学で構造解体と名づけているもの》...に近いと述べている（20 p. 401）。彼はそこから、新ジャクソニスムの構造解体をフロイトの形式的退行に近づけるための論拠を引き出している。ラプランシュとポンタリースは、フロイトの形式的退行に関して、《ここで仮定されている理法は実際に人間のたどる連続段階のものではなく、諸機能と諸構造の階層性によるものである》（20 p. 402）としているけれども、エーは、新ジャクソニスムの構造解体を器質力動論と対応する幻覚モデルの中心に置いている。

　エーはフロイトの**夢理論のメタ心理学的補足 Metapsychologische Ergänzung zur Traumlehre**のテクストが基本的に最も重要であるとし、このテクストを重視して、メタ心理学的補足の一節を個人的に翻訳している（21）。これはエーが線型的存在を停止させるために、幻覚と妄想の精神分析理論の発展に不可欠なものであることを示している。フロイトにとって《欲望とその退行［局所的あるいは明白な幻想の形成］は、夢の作業の最も本質的部分をなすが、独占的な特性ではない。反対にそれは２つの病的な状態、すなわち急性の幻覚性錯乱あるいは（マイネルト）のアメンチアamentiaおよび統合失調症の幻覚期に認められる。アメンチアの幻覚性妄想は、明らかに識別できる欲望の幻影である...現実拒否の幻覚精神病について...語ることができるだろうし、それはまた同様に夢やアメンチアの中にも認められる...統合失調症の幻覚期は...概して、対象の表象にリビドーの備給を目指している...回復の新たな試みとつながるのかもしれない》。そして次のように付け加えている。《幻覚は...現実の確信を...前提にしている...もし幻覚の秘密が退行の秘密以外のものではないとすれば、十分に強い退行はすべて現実と信じる幻覚を生むはずである。

　しかし私たちは退行的な沈思黙考が、今は説明できないが、知覚のような非常に鮮明な視覚的記憶のイメージの意識を伴うことをよく知っている》（21 p. 139）。私たちは、エーが妄想確信のある幻覚とエイドリーの間で行った区別に近づきつつある。フロイトは、《意識的知覚を特別な機能システム》Cs（P）とみ

なして、次のような仮説をとなえた。その仮説では、《幻覚はCs（P）システムの備給から構成されているが、備給は正常な場合のように外部からではなくて内部から行われる。幻覚の必要な条件は、退行がこのシステムそのものに達して、現実の試練をのり越えて位置づけられることである》。このことは、《幻覚を説明する試みは、陽性の幻覚ではなくてむしろ陰性の幻覚ととりくむべきであろう》という有名なメモが表している。

このメモを、エーはフロイトが1916年に幻覚の線型理論を補完する必要を感じていただろうと直観して、現実のシステムを保証する意識存在の組織解体の理論によって解釈している（1 p. 1063）。意識存在は、Cs（P）システムに取って代わる。すなわち《意識存在は、無意識の閉ざされた主観性と限りなく開かれた現実の世界の間の関係を媒介する心的存在の様態である（1 p. 986）。》器質力動論の練り上げによって、反幻覚 anti-hallucinatoire の心的組織のモデルの提唱が可能となるのである。精神医学が解決しなければならない謎は、なぜ人間が妄想を持つかではなくて、どのようにして妄想を避けることができるかなのである。エーは、**エクリ**（22 p. 574）の中にある、1946年にボンヌヴァルの対話でラカンと同意できた言葉を思い出して付け加えている。すなわち《人間の存在は、狂気なしには理解できないばかりではなく、人間が自ら自由の限界としての狂気を持たないとすれば、人間の存在ではなくなるだろう》（1 p. 1002）。

ラカンはこの言葉を、10年後の1956年のセミネールの《精神病に可能なあらゆる治療についての前提問題 D'une question préliminaire à tout traitement possible de la psychose（22 p. 531-538）で再び取り上げ、「ずっと後になって、私たちのことを研究する人々に対して、なぜ私たちは、10年も放置していたのか」》（22 p. 574）と述べている。ここで私たちはエーの業績にもどり、シュレーバーの妄想の主観性について、この交換の記述を通じてそれがなぜ再び取り上げられたのかという仮説をさらに深く検討することにしよう。

しかし次章に進む前に私たちは、器質力動論がいかにして練り上げられ、それに基づいていかにしてエーが、急性精神病（妄想あるいはせん妄が特徴である）と慢性妄想病 Délires chroniques あるいは慢性妄想精神病との基本的区別を行ったかを説明しよう。それらは、植物学的分類のように、統合失調症とパラノイアが3つの種の2つを構成する1つのジャンルを形成するのである。エーは、**概論 Traité** でこれらのカテゴリーのうちの幻覚のそれぞれを順々に検討しているばか

りではなく、神経症についても検討し、クロード・ブラン（23）が書いたように、精神医学的知識の再検討を行っていることを指摘して、この章を締めくくることにしよう。そこでヒステリー神経症の幻覚性構造について語っていること（1 p. 876-895）は、現在の分類法では（転換性の）解離性障害 troubles dissociatifs と名づけているものを解明しているのである。すなわち幻覚は、《欲望と現実を分ける距離を撤廃するイメージの実現》なのである（1 p. 894）。

文献

1 - Ey H. - *Traité des Hallucinations*, Masson Paris, 1973. 宮本忠雄、小見山実監訳「幻覚」金剛出版、1995。
2 - A.P.A - *Diagnostic and Statistical Manual of Mental Disorders*. Fourth Edition. Washington, 1994. 高橋三郎、大野　裕、染矢俊幸訳　「DSM-IV-TR 精神疾患の分類と診断の手引き」医学書院、2003。
3 - CLAUDE H. et Ey H. - Evolution des idées sur l'hallucination, position actuelle du problème, *Encéphale*, 1932, XVII, 5, 361-367.
4 - CLAUDE H. et Ey H. - Hallucinose et hallucinations. Les théories neurologiques des phénomènes psychossensoriels, *Encéphale*, 1932, XVII, 7, 376-621.
5 - QUERCY P. - *L'hallucination* Felix Alcan, Paris, 1930.
6 - GRIGNON J. - *Expérience mystique et hallucination. La différence entre l'Expérience mystique et l'Hallucination à la lumière des œuvres de Saint Jean de la Croix et de Henri Ey*. Thèse, Louvain, 1994.
7 - Ey H. - La discussion de 1855 à la Société Médico-Psychologique sur l'hallucination et l'état actuel du problème de l'activité hallucinatoire, *Ann. Medic. Psychol.*, 1935, 1, 584-613.
8 - LANTERI-LAURA G. - *Les hallucinations. Masson*, Paris, 1991. 濱田秀伯監訳、田中寛郷/慶應義塾大学医学部・精神病理研究グループ訳「幻覚」西村書店、1999。
9 - BERRIOS G.E. et FUENTENEBRO de DIEGO F. - *Delirio*, Trotta, Madrid, 1996.
10 - Ey H. et RANCOULE M. - Hallucinations mescaliniques et troubles psychosen-soriels de l'encéphalite épidémique chronique, *Encéphale*, XXXIII, 1938, Juin 1-25.
11 - ROUHIER A. - *Le peyotl*, Paris, 1927.
12 - Ey H. - Etude n° 8. Le rêve 《fait primordial》 de la psychopathologie, *Etudes psychiatriques*, T. 1, 2° éd., Desclée de Brouwer, Paris, 1952. 糸田川久美訳「夢と精神病」みすず書房、2008。
13 - Ey H. et MIGNOT H. - La psychopathologie de J. Moreau (de Tours), *An. Med. Psychol.*, 1947, 2, 225-241.
14 - Ey H. - La dissolution de la conscience dans le sommeil et le rêve et ses rapports avec la psychopathologie. *Evol. Psych.* 1970, XXV,1, 1-37.
15 - CLERAMBAULT C.G. de - *Œuvre psychiatrique*, réunie et publiée par Jean Frétet, PUF, Paris, 1942, T. II.
16 - CLERAMBAULT C.G. de - *L'automatisme mental*, Présentation J. Garrabé, Les empêcheurs de penser en rond, Paris, 1992.
17 - Ey H. - Etude n° 5. Une théorie mécaniciste. La doctrine de G.de Clérambault,

Etudes, Tome I, 2° éd., Desclée de Brouwer, Paris, 1952.
18 - MINKOWSKI E. - *La Schizophrénie*, Payot, Paris, 1927. 村上　仁訳「精神分裂病」みすず書房、1954。
19 - American Psychiatric Association - *DSM-III*, Washington, 1980.
20 - LAPLANCHE J. et PONTALIS J.B. - *Vocabulaire de la psychanalyse*, PUF, Paris, 1967. 村上　仁監訳「精神分析用語辞典」みすず書房、1977。
21 - FREUD S. - Complément métapsychologique à la théorie du rêve in *Metapsychologie*, trad. Laplanche et Pontalis, Gallimard, Paris, 1968.
22 - LACAN J. - *Ecrits*, Le Seuil, Paris, 1966. 宮本忠雄、竹内迪也、高橋　徹、佐々木孝次訳「エクリⅠ」、佐々木孝次、三好暁光、早水洋太郎訳「エクリⅡ」、佐々木孝次、海老原英彦、芦原　眷訳「エクリⅢ」弘文堂、1972, 1977, 1981。
23 - BLANC C.J. - A propos de... 《Traité des hallucinations》 de Henri Ey, Déconstruciton, réevaluation et refonte du savoir psychiatrique, *Evol.Psych.*, XXXVIII, 1974, 143-190.

II　ジャクソンの諸概念と器質力動論

　アンリ・エーの器質力動論をよく理解するには、まずこの理論は、最初からはっきりと規定され完成されていたのではなく、彼が、順次手直しして練り上げていった研究であるということである。そのためには、後から器質力動論の発展に影響を及ぼした思想の起源とのつながりを、明らかにする必要がある。

　私たちは、すでに幾人かの著者の名前をあげたが、彼らの研究がこのつながりの最初の段階を構成しており、エーは、その科学的研究をそれらと比較して、彼らの思い出に**幻覚概論** Traité des Hallucinations を捧げたのであった。《脳と思考の関係の**組織** organisation の問題》について詳しく検討した人々の中で、彼は、バイヤルジェと同時代のJ・モロー（ド・トゥール）としばしば出会ったが、ヒューリング・ジャクソンとは、生涯会うことはなかった。《精神医学の器質力動論的考え方の先駆者であり...　精神薬理学や、夢と睡眠の神経生理学に関する20世紀の業績の中で有名であり、天才的な直観のこだまを響かせている》と、エーは、トゥーレーヌ地方の人の有名な著作**大麻と精神病 Du Haschisch et de l'aliénation mental**（1）を復刻した1956年の再版の序文に書いている。私たちの強調する《組織 organisation》という言葉は、《器質》という用語と《力動》という用語を連結して関係づけるにふさわしい、最初の意味表示である。すでに書いたように、エーは、その最も重要な**エチュード Etudes** のひとつをモロー（ド・トゥール）に関する意見に捧げ、夢の状態と狂気の同一性、および大麻（私たちは、ここでその綴字法を繰り返そう）によるものについて検討し、《妄想の基本的現象全体の起源へとさかのぼり》（1 p. 31）、《**最も重要な事実 FAIT PRIMORDIAL**》を取り上げている。

　エーは、バイヤルジェをよく知らなかったか、あるいは交際がなかったので、モロー（ド・トゥール）の概念について語ったこととの関連でしか参照していない。もう1つの興味は、医学王室アカデミーで1842年5月14日に朗読された研究報告、《幻覚の生成と進行に関する覚醒と睡眠の中間的状態の影響について De l'influence de l'état intermédiaire à la veille et au sommeil sur la production et la marche des Hallucinations》である。それに対してエーは、ヒューリングス・

ジャクソン（1835-1911）あるいは少なくともジャクソンの思想との出会いによって、独自の考え方の形成過程で決定的な影響を受けたのであった。かなり早くからエーの思想の形成に決定的に影響しているのである。

　生存中に多くの雑誌に発表されたジャクソンの大量の研究は四散してしまったといわれているが、1894年の《クローン講義》は、パリスの翻訳のおかげで、フランスの読者によって部分的に再発見され、1921-1922のアルシーヴ・スイス・ド・ノイロロジー・エ・ド・プシキアトリー Archives Suisses de Neurologie et de Psychiatrie に掲載された。1931年には、精選された研究、**ヒューリングス・ジャクソン選集 Selected Writings of John Hughlings Jackson** 2巻が、ロンドンで出版された。結局1894年の論文《**狂気の要素 Factors of Insanity**》は、ジャクソンが特に精神医学に取り組んだ唯一のもので、**選集 Selected Writings**（Ⅱ. 411）にも掲載された。また錯覚に関する断章は（S.W. Ⅱ 23-26）、アンリ・エーとジュリアン・ルアールによって翻訳され、1936年にランセファール l' Encéphale に発表され、また1938年に、彼らのモノグラフ**神経精神医学の力動的構想へのジャクソンの原理の応用の試み Essai d' application des principes de Jackson à une conception dynamique de la neuro-psychiatrie**（2）に再録された。私たちは、ここでいう2番目の用語である力動dynamiqueを検討しよう。このモノグラフは、アンリ・エーが再び取り上げて、ジャック・ポステル編の《ラダマント》叢書で1975年にプリヴァ社から出版された、**ジャクソンの思想から精神医学の器質力動モデルへ Des idées de Jackson à un modèle organo-dynamique en psychiatrie** の第2部を構成している（3）。そこでジュリアン・ルアールは自分の立場をはっきりさせているので、それについては後で検討しよう。

　最後に、**幻覚概論 Traité des hallucinations** の第7部は、器質力動論モデルであり、第1章が幻覚の精神的組織化の構造モデルに当てられている。そこでエーは、神経機能の階層モデルを提出している（4 p. 1081-1092）。実際、ジャクソニスムの基本は、精神の階層化された組織の概念である。しかし、アンリ・エーがいかにして独自の理論の着想を得たかを述べる前に、30年代以降に、彼がもう1人の学者、ピエール・ジャネ（1859-1947）の概念と接近したことについて、読者の注意を促しておきたい。エーはコレージュ・ド・フランスでジャネの講義を受けたのであった。驚くべきことに、この接近によってエーは、ラダマント叢書の中の巻で、《フロイトとジャネの衝突は、そのどちらも重要性や豊穣さを強く印象づ

けたとしても、H・ジャクソンの基本的直感に立ち戻れば、解消されるはずである》（3 p. 285）と結論できるのである。それでは、心理学的分析の創始者と精神分析の創始者との間を、ジャクソン主義によってどのように調停したのであろうか。**ピエール・ジャネ氏に捧げる論文集** Mélanges offerts à Monsieur Pierre Janet（5）のために執筆された、十分完成されたテクストは、この書の出版の時代（1939年10月）のせいであまり注目を引かなかったが、この結論に至った論理の前提を含んでいる。同じ日付で、《ジャクソン、ジャネ、フロイトの3つの偉大な真の力動的見解》（5 p. 87）とあり、彼は、コスとクニドスの古代の論争に立ち返っている（この論争は、エチュードの第2番の《医学史の機械ダイナミズム的リズム》と医学史におけるコス学派の位置づけに関して、本書の最後で再び述べる）。

エーによれば、第2の著書、**心理学的力と衰弱** La force et la faiblesse psychologique（6）を読むと、ジャクソンとジャネの力動的考え方の同一性は明らかである。ジャネの思想の基本面は、《心理的緊張によって支えられている、現実機能の階層性の思想》であり...、この階層性は、《発生的な観点では機能の展開に対応する...。思考の原始的、太古的型にいつも準拠することは、ジャクソンの機能的発達と同じ概念と混同されるが、それはスペンサーの着想と同一である》（5 p. 90）。私たちは、ハーバート・スペンサー（1820-1903）がジャクソン概念の哲学的基本理論について語っていることで、フランスの学者たちの有機体論的考え方に与えた重要な影響を再検討しよう。

興味深いのは、1939年にエーが、組織する階層性の確立にはフロイトとはかけ離れていると、高齢のジャネを批判していることである。《この点で悔やまれるとすれば、ジャネ氏が本能生活の階層の中にさらに深く踏み込まなかったこと、そしてさらに大胆に発生的な観点から、本能生活の発達に沿って、現実機能の階層性を検討しなかったことであろう。したがってこの点を除けば、ジャネとフロイトは相互に補い合うことができるはずである》（5 p. 90）。《そうすれば、ジャネは、催眠状態の研究によってヒステリーは...無意識の本能的機構を掘り下げることになったはずである。ジャネはこれらの障害を、一種の退行でもある意識狭窄の概念によって、純粋に「形式的」やり方で検討したのだった》（5 p. 91）。それに対し、心理学的緊張低下と結びつけるためのジャネの努力、《あるいはもし精神機能の解体が認められるとすれば》、一続きの精神病理学的状態はすべてエーにとって、非常に好都合に見えた。エーは、《妄想

と幻覚に関して...ジャネの概念は、ジャクソンの原理から着想を得る力動的な考え方と完全に符合する》と高く評価している。エーは、彼自身の幻覚と妄想デリール Hallucinations et Délireで、《私が、十年前に、コレージュ・ド・フランスで興奮して聞いたジャネ師の概念を、私なりに加工したもの》に他ならないと考えている（5 p. 92）。しかしこれは特に、《器質的》障害と《機能的》障害のジャネによる区別のことである。エーは、神経学的に孤立したタイプの解離ディソシアシオンと、精神医学的に一様なタイプの解離ディソシアシオンというジャクソンの区別とは、ほぼ同じであると考えている。そこでエーは、彼特有の器質力動的考え方の輪郭を描くことができる。たとえ２つのタイプの障害の中に、１つの《解体dissolution》があるとしても、それらの構造は同じではない。なぜならば、一方は、感覚-運動だけの機能的解体に対応し、もう一方は、精神活動全体の一様な解体に対応するからである。

　結局、このテクストは、ジャクソンのいう意味での陰性と陽性の徴候の区別に関して価値がある。《このような区別は、M・ブロイラーの一次性徴候と二次性徴候の区別にも当てはまる》（5 p. 96）と、エーが書いているのを読むと驚いてしまう。その上、二重に驚かされるのは、ジャネの力動的考え方は、陽性症状を無視して — 欠損障害 — 陰性症状だけしか考慮していないと批判していること、エーが最初に1939年からすでにこの批判的概念を示していること、それから、1946年のフランス語精神科医・神経科医医学会の《オイゲン・ブロイラーの精神医学におけるH・ジャクソンの原理》に基づいて、この概念を発展させるのは戦後にしかすぎなかったことである。このテクストについては、統合失調症性スキゾフレニック精神病群の章で解説しよう。

　これら神経精神医学についての３つの力動的考え方を比較すると、次のようである。《ジャネは、ジャクソンの考え方とはただ単に次のことに基づいて区別される。すなわち、ジャクソンの考え方は、下にある本能的な審級と陽性障害の下意識 sub-conscientの審級による心的加工とに、まさに同等の重要性を付与している。さらにそれは、システムの単純な偶然性によるとしている。ジャネは、ジャクソン主義そのものと同様に、精神病質的状態の純然たる精神発達プシコジェネーズを認めないし、さらに本能生活の効果を精神病理学の中に組み入れていないという点で、フロイトとは区別される。「ジャクソン主義」が、総合的な力動的理論として重要と考えることは容易である。それは、「ジャネ主義Janétisme」をフロイト主義の誤

りと過剰に落ち込まないで、「フロイト主義」まで拡張することを可能とする》（5 p. 99）。こうして私たちは、エーが、無意識の科学の過剰なフロイトに従わないで、ジャネの理論よりも一歩進んでいる確実な理論、すなわちジャクソン主義の原理に密着するという唯一の条件で、この2つを両立させる理論を採用している理由がわかる。

　これらの原理は、エーが、哲学者と生物学者と心理学者の三重の観点から入念に示している、組織化の概念の長い歴史に由来するものである（4 p. 1075-1081）。哲学者としては、《人間存在のすべての存在論に関係する*生成*概念そのものは、今度は*組織化*の概念を、組織化された自然の概念を受け入れたがらない哲学者にも強要する》（4 p. 1076）。生物学に関しては、有機体の組織化の科学として正確に定義することができる。それはもちろん、《時間の中で、すなわちその個体発生の中で、この組織化を発展させたと考えられるラマルク、スペンサー、ダーウィンに負っている。実際、このような「進化論」が、ヒューリング・ジャクソンの研究を生み出すことになった》（4 p. 1077）。

　実際、ジャクソン主義は、哲学的にはダーウィン以前のハーバート・スペンサー（1820-1905）の進化論に基づいている。スペンサーの主たる著作、**心理学の原理 Principes de psychologie** が出版されたのは、チャールズ・ダーウィン（1809-1882）の**自然淘汰による種の起源 De l'origine des espèces par voie de sélection naturelle**（1859）の4年前であった。「自然淘汰による種の起源」は、テオデュール・リボー（1839-1912）（7）自身がフランス語に翻訳した。ジェルマン・ベリオはリボーの権威の中に、フランスにおけるスペンサー主義と、それからジャクソン主義が受け入れられている理由を認めた。これらの学説は、大英帝国よりもフランスの方が好意的に受け入れたのであった（7）。とにかくこのことは、この哲学体系がピエール・ジャネの概念の中で重要な位置を占めていることを物語っている。

　エーによれば、《力動的精神病理学に由来するドイツ語の心理学と精神病理学、すなわち「ゲシュタルト心理学的」モデルと構造主義的モデル（フェリックス・クリューガーとヴュルツブルグ Würzburg 学派）が、階層性 Schichten あるいは組織化のレベルを必然的に含む「多重化統一体 unitas multiplex」の形で示されたのは当然なことであった。存在論的哲学的観点から、ニコライ・ハルトマンは、相対的依存の法則に基づく組織化そのものに従う、形の階層的重層構造

をさらに深く追求した》（**精神的存在の問題 Das Problem des geistigen Seins** 1933）。エーはこのように、オイゲン・ブロイラーから現代のドイツ語の研究者まで、《階層理論 Schichtheorie》の構造的レベルの《心的有機体 l'organisme psychique》の考え方の恒久性を強調したのであった。彼にとって、この《《構造心理学 Strukturpsychologie》は、形成が原子論的で平面的な心理学とは相容れない発生論的で構造的組織である限り、《ゲシュタルト心理学》と共通点がある》。たとえば、クラウス・コンラッドの**初期シゾフレニーの妄想のゲシュタルト分析の研究 Die beginnden Schizophrenie Vesuch einer Gestalt-analyse der Wahns** (1958) が挙げられる。しかし《コンラッドの研究も現象学と結びついているが、その現象学が、階層的構造と発生論的発達の二重の概念を包含するか、排除するかについて議論が続いている》(4 p. 1078)。これらの概念は、実際に、スペンサーの思想や哲学的有機体論に忠実な基準を形成している[1]。ここで提示された例は、《いくつかの点で》(9) ルートヴィッヒ・ビンスワンガー（1881-1966）の研究であり、エマニュエル・ムニエ（1905-1950）の研究であり、これらは、フランスの人格主義の流れを関連づけている。ドイツ語の有機体論を通じて提案された、この建築学的モデルは、《形の階層性、発達の段階の階層性、および生活と精神の組織化におけるレベルの内容の階層性に、まったく同時に照準を定めている限り》、《ドイツの生気論的構造主義》の重要な、しかも特異的な特徴を描いている(4 p. 1079)。

フォン・モナコフ (10)、エルンスト・クレッチマー（1884-1964）(11)、クルト・ゴールドシュタイン（1878-1965）(12) などが提案した、中枢神経系の解剖生理の建築学的モデルは、エーによれば、《ヒューリングス・ジャクソンの考え方と直接かつ明確に連続している》(4 p. 1078)。

それに対し英語の文献には、ジャクソンの原理を精神病理学に応用した例はさほどなく、現代の研究者の中で引用できるのはジュリウス・マッサーマン (13) のものくらいであるというのはどうしたことだろうか。

---

[1] もう一度、ここで《有機体論 organicisme》という用語は医学で用いられているものとはまったく異なった意味であることを明確にしておこう。すなわち、哲学的意味は、生命は組織化の結果であるとする教義である。一方医学的意味は、病気はすべて器官の障害によるものである。特にエーを読む場合に、精神疾患の有機体論 organicismique 説と器質論 organiciste 説とを混同してはならない。

Ⅱ　ジャクソンの諸概念と器質力動論

　ジャクソンの原理はどのようなものであり、どのようにして精神病理学に応用できるのであろうか。

　ヒューリングス・ジャクソンは、いずれにせよ医学と哲学の間で迷った神経学者であった。彼はヨークで、トマス・レイコックの弟子であった。レイコックは1859年、スペンサーの**心理学の原理 Principes de psychologie**（7）の5年前に、**脳と精神 Brain and Mind** を発表したが、その年には、チャールズ・ダーウィン Charles Darwin の**自然淘汰による種の起源 De l'origine des espèces par voie de sélection naturelle** も発表された。こういう次第で、英国では、フランスでいう身体と魂の関係の問題、あるいは意識の問題の検討がずっと続いており、現在でもしばしば認知論的応答がなされている。それゆえエーは、神経学的観点から中枢神経系の組織化について、まずジャクソンの考え方を入念に検討した。これは、ジャクソンの論文《神経系の進化と解体についての所見 Remarks on evolution and dissolution of the nervous system》や《身体の相互的かつ諸部分に対する中枢神経系の諸部分の関係 Relations of divisions of the central neuron system to one another and to parts of the body》に基づいている。これらの研究は、現在の英語圏の研究者たち、特にサー・フランシス・ワルシュ（Brain 1957）や、フロイトの概念へのジャクソンの概念の影響を研究したまれな一人である、マックス・レヴィン（14）が注釈を加えている。フロイトの失語症の研究（16）は、すでに言及したように、彼の時代の神経学者の賞賛に値するものであった。そこで言葉の表象／対象の表象の区別は、神経学的障害の研究にジャクソンの原理を応用したものに他ならない。このことは、それまではただ、脳局在の解剖臨床的モデル、すなわち医学的意味での器質病モデルだけに従ってしか検討されなかったのである。

　ジャクソンは、神経系の3つのレベルを示した。すなわち、下位レベル（脊髄前角）、中位レベル（前ローランド領野）、上位レベル（前頭前野）である。上位レベルを構成する感覚-運動センターは、より分化し、より専門化され、より統合され、より結合されて最も進化している。それゆえ、それらの優越は進化の究極の結果である。この複数の《最高次センター highest centres》は、精神器官（心の器官）あるいは《意識の身体的基礎》を構成する。しかしジャクソンは、《意識の関係的性質に関して》（意識）あるいは同義語として、上位レベル（最高次レベル highest level）の感覚-運動の配置を行う精神活動（心 mentation）に関し

て、《私には仮説はない》と書いている。なぜならば、ジャクソンは、随伴関係 concomitance 理論の信奉者であったからである。

　1936年の論文 Mémoire の長い注記で、エーは、ジャクソンが意識と精神の諸器官との間の随伴関係といういい逃れをせざるを得なかった理由を説明している。精神活動、すなわち、《現実に適応する最高位の思考を行使するには、反射的神経機能の階層性ばかりではなく、また精神機能の階層性を前提とする。実際、関係生活生命 vie de relation の機能には、神経機能と精神機能を区別しなければならない。なぜならば、神経機能は固有の特性の組織化であり[2]、精神機能は人格的特性の組織化であり、特に人格的特性の組織化には、すべての現実に密着した経験の残滓や、あらゆる出来事、人格を構成するあらゆる歴史的事件が加わっているからである。ジャクソンには、神経機能の階層性に基づく人格の深層の階層性の概念が欠けていたことは確かである。しかし、フロイトが書いたような感情的な無意識の層にせよ、ジャネが確立した現実機能にせよ、人格の深層の階層性の概念にあふれている。現在、私たちは、ジャクソンに欠けていた発達心理学、すなわちそれを自由に使用すれば、形式的な観点とは違うやり方で、ジャクソンの解体の概念を応用することができる》(3 p. 97-98)。したがって、私たちは、多くのことを理解することができる。まず、エーは、ジャクソンの神経機能のレベルの考え方とジャネの現実機能の段階の考え方を接近させている。それから、エーの研究の主要な構想となるもの、すなわち精神活動のレベルの説明であり、精神活動のレベルの解体は、識別できる様々な精神病理学的状態と対応するという研究である。エーはこの注記で、神経学と精神医学の区別について初めての定式化を行っているが、今更驚くことでもないだろう。《神経学は、神経系の部分的解体を対象とする科学であり... 精神医学は、精神活動の均一な解体を対象とする科学である》(3 p. 96)。この区別は、各疾患の間の区別、ないしは機能的器質的障害の間の古典的な区別を薄れさせる。さて、論点の1つは、1973年にジュリアン・ルアールが、エーと共同で発表した1938年のジャクソンの考え方などよりも後で展開される、エーの器質力動論に異論を唱えたことであろう。すなわち、無意識の意識への従属の起源としての、発生的階層化の概念の問題である（3 pp. 202-203)。

---

[2] すなわち空間のこと。

エーは、ジャクソンの原理を彼自身で批判検討することを保留する。それを新ジャクソニスムとして作り直す必要がある。すなわち、《私たちが推し進めなければならないのは、このモデルを構成する複数の高次センターについての、ジャクソン理論の機械論的定式化ではない。ジャクソンのモデルは、さらに深く考えると、空間的決定因へ還元され得ない組織化モデルで、そのモデルでは精神現象と意識の統合はできない》(4 p. 1086)。エーは、器質力動論の新ジャクソニスムの思想を提示して、この神経系の機能の階層性の組織化における精神現象と意識の統合を企てることになる。ほんの数年後に他の複数の研究者たちも新ジャクソニスムを標榜し、独自の統合失調症(スキゾフレニー)の理論モデルを提唱した。そこで私たちとしてはこれらのモデルについて、エーの研究の**クライマックス**を構成する事柄を論じる章で、このグループの精神病についてエーの提唱した器質力動論モデルと比較することにしよう。

　ジャクソンの原理を狂気に応用するやり方や、それが操作に必要な変更に取り組む前に、エーは、中枢神経系の組織化の階層的構想にとって重要なもう1つの重要な概念を想起すべきであると考えている。すなわち、ジャクソンの後に現れた、英国の神経生理学者のチャールズ・シェリントン(1857-1952)の統合概念である。またエーは、フォン・モナコフとムルグの提唱した、組織化の新ジャクソニスムと思われるもう1つのモデルも紹介している。

　チャールズ・シェリントン卿は、1906年に**神経系の統合作用 The integrative action of the nervous system**(17)の初版で、神経の統合理論を示した。それによれば、部分的構成要素と機構は、《多様なニューロンによる恒常的介入を含む構成》に従うという(4 p. 1087)。神経系でこの統合が行われるいくつものレベル、脊髄、中脳構造が記述されてはいるが、チャールズ卿はその先にほとんど進まない。なぜならば、1932年にノーベル医学賞をアドリアンと分け合ったチャールズ卿自身の神経心理学の研究は、これらの下位レベルについての記述であったからである。シェリントンは、その著書の1947年の第2版の序文で、2つのシステムによる統合を検討している。1つは物理化学的、もう1つは**思考を創造する**精神である。彼は付け加えている。《もし私たちの記述が、これらの2つのシステムと相互の部分の統合を示すとすれば、それらは少なくとも相補的であり、それらの共同作用は多種多様な点でなされる》…この記述では、《自然の中には存在しない人為的な2分法である。なぜならば、自然はこれらの2つのシ

ステムを統合しているからである》とある。シェリントンは、**その自然に基づく人間 Man on his Nature**（1940）で、自然が、神経系の統合の物理化学的システムと心的システムの2つをどこで、またいかにして統合するのかという問題に答えようと試みた。この本は、見事な《ギルフォード講義》から構成され、その本でチャールズ卿自身は、もう一人の偉大な思想家でヘンリー三世の医師で天文学者であるジャン・ファーネル（1486 あるいは 97-1557）と対話している。ファーネルは、アリストテレスに従って生理学と心理学は同じであるということを、チャールズ卿とまったく同様に主張し、二元論的立場をとっていた（19）。しかしながら、シェリントンは脳について、デカルトの自動機械と精神現象（心）についてと同様に、別々に説明せざるをえない。彼は、自動的なレベルに含まれる、《限定された心 finite mind》（エーは、これを《隠れた精神現象 psychisme caché》と翻訳している）と、上位の大脳システムと結合される《認識できる心 recognizable mind》（エーは、翻訳していない）を区別している。この《認識できる心 esprit reconnaissable》は、文字通り、《再認》（英語の reconnaissance）あるいは単純にいえば、フランス語の《意識 conscience》のもつ意味のひとつから生ずる精神であろう。この《意識》という言葉は、《conciousness》よりもさらに広い意味論的範囲をもっている。しかしエーは、シェリントンが《統合作用》でジャクソンをほんの稀にしか引用していない、さらに**その自然に基づく人間**でもほんの稀にしか引用していないことを、特に注目すべきであると指摘している（4 p. 1091）。そしてエーは最後に、シェリントンの二元論的平行論を非難している。なぜならば、《実際このことは、平行論的立場の失敗である。それは、平行論は同一と見なし、結局、2つが平行しているとし、それ自体で矛盾したことをいっている...》（4 p. 1092）。救われる道は、ジャクソンが予感したような、神経心理生理学的一元論に帰する以外にないのである。ジャン・ファーネルとチャールズ卿は、一元論的器質力動論に至る科学的業績に連なって**概論**の献呈を受ける幸運には恵まれなかった。

　にもかかわらず、それらの人々の中心に、エーが実際頻繁に引用している研究者のR・ムルグがいる。

　実際ムルグは、フォン・モナコフとともに、もはや神経生理学ばかりではなく、神経生物学 neurobiologie に基づく精神活動の一元論的考え方を述べた（10）。フォン・モナコフは不運な学者フォン・グッデンとともに、視床の対応投射に

よって皮質領域を区別することを提唱した学者である。ムルグは、コンスタンタン・フォン・モナコフの死後、単独で 1932 年に幻覚の神経生物学を刊行した。この本は、機能解体の特徴的な多様性に関するもので、献呈されたアンリ・ベルクソンの手紙の序文がついていた (26)。エーは、その研究で何回かくり返して、生気論的 vitaliste と目的論的 finaliste な考え方を説明した。これは、《神経系の空間的重層構造 stratification の代わりに運動の原理を用いている。神経系は、時間構造において... 諸々の本能あるいはそれらの表象（ヌーホルメテール noohormétères）が一斉に広がり、あるいは意識 Syneidesis による調整が一挙になされる可能性を備えていることから、オルメ Hormé は、神経系の中に具現化されかつ組織化された生命の属性である》。意識 syneidesis は、《H・ベルクソンの有名な定型表現によると、生と外延の共存する意識のことである。さらに、この中枢神経系の力動的組織化に対応するその解体、すなわち、《ディアスカーシス Diaschasis》では、フォン・モナコフと R・ムルグは、ネオジャクソニアンあるいは超ジャクソニアンであるということを示したことになろう》(4 p. 1092)。[注記：エーは、組織／解体 l'organisation/dissolution の力動的な独自の考え方によって、神経系の働きの組織化と組織解体（フォン・モナコフとムルグは、この組織解体の様式を《ディアスカーシス diaschasis》と命名した）の様式を比較している。このディアスカーシスという単語を翻訳するのは不可能なようであるが、たとえば、煉瓦でできた壁の煉瓦を一つ一つ取り去って解体していく場合のように、ひとつずつ、脱構築が起こることをいっている]。しかし、フォン・モナコフとムルグの研究で、現代の学者の思考の中に生き延びたのは、《オルメ》の概念だけであった。ジャン・ドレー（1907-1987）は、次のように書いている。《神経系を備えた存在では、本能はオルメからくる潜在的な推進力である。オルメは、個人を確実に適応させるために、内部の興奮と外部の興奮の総合を行う。形成的本能に基づいて、一方では本能の領域とそれによってもたらされる感情の領域が分化され、もう一方では方向の領域と因果性の領域も分化される》。これは、《本能を解放するのではまったくなく、本能が活力と可塑能力を解放するのである》(20)。フランスでは、ポール・ギロー（1882-1974）が情性の概念と結びつけてこの概念を再び取り上げ、人間存在の考え方の基本である、ホルモン情性的 hormothymique システムを作り上げる（ヴィントの表現によれば、二面的一元論）。人間存在は、《いくつかの数の解剖機能的システムの形のもとに組織化

され、ますます複雑なしかも連携して機能する様々な様式で統合され、生きている存在の統一体を構成する》(20)。これらのシステムのそれぞれには、二重の面がある。すなわち、心理学的面と解剖生理学的面である。このホルモン情性的システムは、フロイトの無意識の力動と関連付けることを可能とした。このシステムの機能不全が、無気力症を引き起こすことは、ギローが、1922年からすでにモーリス・ディド（1873-1944）と共に報告していた。これは、破瓜病に関するギローの神経生物学的概念であり、統合失調症に関する章で、特別に、いわゆる陽性徴候と陰性徴候の違いの観点から再度取り上げることにしよう。

　ポール・ギローは、**臨床精神医学** (21) のまえがきで、彼本来の考えを総括した序論を発表した。そこで、彼の力動的な考え方は、たとえオルメの概念を取り入れている、モナコフとムルグの考え方に近いとしても、彼の見解では、ジャクソン主義ではない。エーによれば、これは神経生物学的考え方が残るつまらない機械論である。ドゥルーズとガタリについては、これは組織概念そのものの破壊であり、この破壊については、モナコフとムルグが推し進めた可能性につながるだろう。すなわち《無秩序の中で、秩序に従わない組織解体》は、アンチ・オイデプスの２人の作者が、**資本主義**と**統合失調症 Capitalisme et schizophrénie**の第１章の《欲望する諸機械》で、ディアスキーシス Diaschisis とディアスパーシス Diaspasis の考案者に送る賞賛の起源である。《ディアスキーシス（裂開）とディアスパーシス（裂離）は...１つの障害が、この障害を他の領域に伝えてゆく神経繊維に沿って拡がり、純粋に機械論的観点（欲望機械の観点ではない）では、理解し得ない諸現象を遠くの他の領域に引き起こすことであり、あるいはまた体液的生命の障害が神経的生命を狂わせ、本能的領域に分断的、断片的な方向の付加反応を起こりやすくする。登録の方式という点では、煉瓦は欲望する機械の本質的な部品である。すなわち、構成部分であるとともに、分解の産物であり、神経系という大きな同質の機械であるため、その時、その時にしか空間的には位置づけられないのである。（《オルゴール》のような非空間的な配置のメロディー機械）。モナコウとムルグの書物に無比の特色を与えているもの、つまりこの著書が着想を得たジャクソン主義を全面的に乗り越えているものは、煉瓦の理論、つまり煉瓦が離脱し細分化するという理論であるが、特に、このような理論の前提となっているのは、神経学の中に欲望の概念を導入したことである》（22 p. 48）。ところでこの考え方は、いかにして煉瓦の理論に至ったのか

個人的には理解できないにしても、神経系の組織解体の次元に欲望の混乱を導入している。このことについて、アンリ・エーは、ここでジャクソニスムを乗り越えているというのは、正しい意味ではないと評価したのであった。

　今述べたことは、エーの思想が19世紀のジャクソンが提唱した唯一の概念だけに留まったままである、といいたいのではない。私たちは、いかにしてジャクソンの概念から、そして20世紀の他の研究者の諸々の貢献を考慮しながら、新ジャクソニスムを宣言する多くの考え方のただ中で、1つの独創的な理論が練り上げられていったかを示したいのである。この理論が議論に値するのは、それが本当に独創的であるからであり、先駆者に過大に依存したり、その理論的歪曲に反対したりしているからではない。エーは、彼の思想を時代遅れのスペンサー的ジャクソニスムとして決めつける賛辞を拒絶した。スペンサー的ジャクソニスムは、創設者の原理を修正している改革者の見方を無視しているからである。《私たちの研究に注目し直接賞賛してくれた多くの人は、私たちをジャクソンの思想の「輝かしい普及者」と考えている。私たちは偉大なジャクソンの保証人でもないし奴隷でもない。彼の残してくれた研究、すなわち、彼の時代にとって天才的な業績であったという点で再び取り上げ、私たち固有の考え方に対して、最も恵みをもたらすものを取り出そうとしたのであった》(3 p. 161)。エーの独創性は、なかでも、一人の神経学者によってはっきり述べられた原理を利用しようと試みたことである。神経学から精神医学を分離する一方、他方では、先駆者がしたように、神経病理学を学ぶにとどめるだけではなく、この研究を精神病理学全体、特に精神病まで拡張した。このことが改革者による改革へと必然的に導いたのである。

　また私たちは、アンリ・エーの著作で器質力動論を、エティエンヌ・トリヤのような研究者とは違ったやり方で検討あるいは紹介しよう。トリヤは、その著書 **20世紀の精神医学史 Histoire de la psychiatrie au xxe siècle** の中で、《精神医学の抵抗できる台頭（1945-1970）》という題の試論で、エーの貢献を次のように紹介している。《H・エーは精神医学の統合者であり、1946年からすでに精神医学全体が破綻する危険を察知している。彼の業績は、精神医学を、諸々の原因について一貫性のある総合可能な、自律した科学として作り上げようと取り組んだ証である。そこで、精神医学は自らを維持し、また統一性をおびやかす遠心性の力に抵抗できるのである》。この希望を抱かせる書き出しに続いて、トリヤは、エーの理論思想を1936年に書かれた、**神経精神医学の力動的構想へのジャク**

ソンの原理の応用の試み Essai d'application des principes de Jackson à une conception dynamique de la neuro-psychiatrie にあるとする。トリヤにとって、《精神分析学者、J・ルアールとともに発表された器質力動論》（問題となっているのは、紛れもなく 1936 年のモノグラフである）は、《全体としての存在に、機能のレベルの階層的組織化に関するジャクソンの理論を重ね合わせている。組織解体は、上位レベルで行使される制御の喪失による解放とともに、下位レベルへの退行という新しい形の表現で現れる。これが精神医学的症候学の全体を構成する》（27 pp. 473-474）。このように、初期の考え方の提示に極端な図式化が許されるとすれば、逆に、次のことを肯定することになる。《何年にもわたって、次々と討論会や学会が開催され、かなりの科学的成果が上がるにつれて、アンリ・エーは、対話者から提出された議論に対して、万難を排して自分の立場にしっかり踏みとどまる》（27 p. 474）、この文章はこの概念の歴史の驚くべき無理解を示している（その証拠はこの文章にある）。それと反対に、エーは絶えず研究者たちの議論を深く尊重していた。彼はそもそも多くの場合、研究者たちにしっかり知らせるように協力していたし、彼自身、現代の対話者である研究者たちを、たびたびボンヌヴァルで組織した討論会や彼の創設した世界精神医学会に招聘したのであった。そしてこのことは私たちには、トリヤが考えたような、是が非でも精神医学的統合主義を維持しようとする配慮だけによるものではないように見える。すなわち《統合主義は、1960 年代から、いわゆる反精神医学運動の攻撃を受けることになる》（27 p. 474）。実際に、反精神医学運動との議論は白熱し暴力的となる。これとは逆に、たとえ彼らの考え方が反精神医学運動の考えとぴったり一致しなくとも、反精神医学運動は人間的精神医学の構築に 1 つの貢献をもたらすものである。なぜならばエーにとって、本来の意味で精神の医学の破壊の試み、つまり精神的苦しみを否定する正真正銘の反ヒューマニズムである、反精神医学が問題であるからである。

　ここで、私たちの放置していた器質力動論の形成の研究、すなわちエーが、もはや神経学ではないジャクソンの原理を応用するに至ったときのことを取り上げる前に、彼が次のような意味の反省のための最後の手掛かりを示したことを思い起こそう。すなわち、神経系組織における統合機能のサイバネティック的方法の解釈のことである。彼がこの問題について、雑誌レヴォリューション・プシキアトリック l'Evolution Psychiatrique で、1968 年に発表された諸々の研究に賛成

Ⅱ　ジャクソンの諸概念と器質力動論

であることを表明したときのことである。なおこの号はその他にも、現代の精神科医による1968年5月の事件について報告している。この点について、読者をM・オディジオ（24）とC・J・ブラン（25）のテクストに差し戻すことをお許しいただきたい。

　これは、主として、精神医学を扱ったジャクソンの珍しいテクスト、狂気の要因（4, vol. Ⅱ p. 411）に関する報告によるものである。これはエーが、1936年の彼のモノグラフで翻訳したもので、錯覚（15, vol. Ⅱ 22-23）の翻訳に続くものである。アンリ・エーは、ジャクソンの原理を振り返ってみて、それらが、精神病理学的研究に適しているかどうかを自問している。ジャクソンは書いている。《どんな狂気にも、多かれ少なかれ、高次脳中枢への病的侵襲が存在する。あるいは、同義であるが大脳の基礎構造の最上位の進化のレベルの病的侵襲、あるいはまた同義であるが、解剖学的下層、もしくは意識の身体的基盤の病的侵襲が存在する》（3 p. 86）。

　ジャクソンの第1の原理は、エーにとって、解体は進化を前提とする、すなわち階層制である。第2は解体の原理である。ジャクソンは、**クローン講義**の最初に書いた。《ずっと以前から、私たちの神経系の疾患の研究は、それらの疾患を進化の退行、すなわち解体とみなせば、容易になるように思われた。私は、ハーバート・スペンサーの解体という用語を進化の過程とは逆のものととらえている... 進化は、より組織化される過程、すなわちよく組織化された中枢、最も下位のものから、あまり組織化されていない上位の中枢へと移行していく過程である。いいかえればその過程は、誕生時の比較的よく組織化された中枢から始まって、生涯を通じて組織化される上位中枢へ向かう... 中枢については、最も複雑であると同時に最も組織化されていないといっても矛盾はない》（3 p. 89）。ジャクソンの第3の原理には、陰性症状と陽性症状の区別である。《神経疾患の症候学は、二重の条件がある。それぞれの場合に、陽性的要素と陰性的要素がある... この疾患が、狂気の症状の原因であるといわれる。私は次のことを支持したい。この疾患は、もっぱら解体に対応する陰性の精神症状から生ずること、複雑な陽性症状（錯覚、幻覚、妄想、常識はずれの行動）は、すべて病的過程に侵されていない神経要素の活動の結果であること、これらは、存続している経過の下位レベルの活動の間中、ずっと見られることである... 精神病者の最も異常な想念やあまりにとっぴな行動は、最もよく適応していた状態の遺物である... 精神病

37

者が、私たちの幻覚 illusions と呼ぶものを信じていることに驚いてはならない。それは彼にとって、知覚なのである。精神病者の幻覚その他は、疾患によって引き起こされるのではなく、残存している部分（疾患が損傷を与えなかった部分）、すなわち、まだ残っているもの全体の活動の結果なのである。すなわち幻覚は、精神病者の精神である》。若いエーはこの最後の数行に非常に感動し、最初の著作**幻覚と妄想 Hallucinations et Délire**（28）の冒頭の題辞とした。**幻覚と妄想**は、第1章でこのタイトルを再び取り上げ言及した。

私たちはすでにジャクソンの解体の理論の弱点について、エーの判断を述べた。ジャクソンの理論には、フロイトとかジャネのような発達心理学に対する貢献がなく、しかもフロイトやジャネの考え方を総合する方法として、それを補完し活用するために必要な努力を欠いているというのである。

エーは、これを行うために進路を変更する迂回路をとる。なぜならば、彼はまず、ジャクソンの構想とブロイラーの構想を関連づけようと試みるからである。《このような関連づけはすでに数多くなされてきた》と、エーは書いている。これは、私たちからすると意外な言葉である。なぜならば、彼が彼自身で**ジャネ氏の記念論文集 Mélanges à Monsieur Janet** とマイヤー‐グロス（1881-1961）の論文を参照して企てた以外には、他の研究を、私たちはこの日付の時点では知らないからである。私たちはこの後で、エーが統合失調症性精神病に関してこの比較から引き出す結論を述べることにしよう。浮かび上がってくる明白な概念は、**二重解体の原理**とでも呼べるものである。《...精神病理学では、解体の概念には二重の意味がある。1°) 解体過程は、思考の統合を確実に行う神経機能の能力を低下させる。すなわち、精神活動性を弱める。2°) 解体過程は、人格を下位の全体的反応様式に低下させる。すなわち人格をゆがめる》（3 p. 103）。したがってピエール・ジャネの仕事に対してできる反論は、能力の解体として、もっぱら人格の退行しか検討しなかったことである。

ジャクソンにとって狂気の2番目の要因は解体を起こした人格である。

最後に3番目の要因はその解体の進行速度である。《解体が早く進めば進むほど、存続している経過レベルでの活動性は大きくなる》という観察は、エーにとってきわめて重要であり、彼が絶えず強調したことである。おそらくこの観察こそ、エーが器質臨床的乖離の時間的次元に重要性を与える起源である。

アンリ・エーとジュリアン・ルアール（1935年の論文）は、この問題に非常

II　ジャクソンの諸概念と器質力動論

に早い時期から興味を寄せていた。この問題は、私たちの知る限りでは、ヴァン・ボゲールによって神経病理学で初めて発表されたもので、ジャクソンの第2の原理、すなわち陰性と陽性の兆候の区別の原理で回答できるものである。すなわち、《器質的病変と精神障害の症候学的局面の間には、人格障害によって埋められる乖離が存在する。この乖離はおそらく「構造的」である... この意味で、臨床的状態では、事実の分析から明らかなように対立して当然である。すなわち、直接病変部によって引き起こされたもの（陰性症状）と、残存する人格の変形が導いた部分（陽性症状）である。しかしこの乖離もまた「時間的」である... この意味で、一定の病変過程の作用で、人格のある種の組織化が生じたのである》。陰性障害と陽性症状の区別の意味のこの拡大によって、エーは1938年のモノグラフ以降、人格の定義を提唱し、時間的次元の歴史性と意識／無意識の関係の構造的力動を同時に強調した。《私たちが人格と呼ぶのは、有機体が自己の「歴史」と連続している自己の行動に示される（意識によって動機、信念として体験され、無意識の中でそういうものとして分析可能な）方向の全体である》（3 p. 137）。特に、40年後に彼は、存在の構造あるいは意識的になることから、《心的身体 Corps psychique》の形そのものを創造して、精神疾患の完璧な器質力動モデルを作り出すのである。もし、《意識存在が、無意識の主観性と無限に開かれた現実世界の間の関係を媒介する、心的存在の様態である》（4 p. 986）とすれば、《意識存在の共時的構造の次元（その現実的指標で生きている経験の現実性としての意識野）と、意識存在の通時的次元（人格が自分に固有の当事者として一体化する人格としての、自我の意識存在)》（3 p. 233）を区別することが重要である。**心的身体 Corps psychique** のキー概念は、器質力動論の到達点である。《精神疾患は、心的身体（自我）をその本性（エス）の中に引きつけるあるいは陥れる... **心的身体**の概念には... 豊穣な意味がある。なぜならばこの概念は、心的身体の概念が存在論的次元を心的存在に割り当てるだけではなく、その生命力の中で心的存在に照準をあて、自由の中に心的存在を確立するからである》。心的身体の概念は、《意味の論理学を生む... そこでは、存在の時間的身体性が... そうでないものに取って代わることになる》。

　心的身体は、この生きている弁証法では、馬上の騎手のように生きている身体に重なり合うのではない。それはそこから生じ、そこから栄養を取り、その《より低いもの》を《昇華させ》、絶えずそこでその形 forme に必要な諸々の力

39

forces、すなわち諸々の力におけるそれらの有効性を保証する形を汲み取るのである...。心的身体は物ではないとしても、また言葉でもない。むしろそれは、適切な論証的思考 discours によって、その固有の身体の生産に結び付けているということである。心的身体は自我を、自分の世界に、また彼自身にそして共存している大文字の他者 Autrui に言葉によって結びつけるのである... その言語（その記号、コード、シニフィアン、象徴性、指向対象のシステム）は、ただ心的身体の組織化によってのみ可能となる。それは、その様々なレベルでの使い方によって、具体的な現実に論証的思考を組み込むことができる（4 T. II. キー概念目録 p. 1437）。

　ケンブリッジの卓越した精神医学の歴史家であるジェルマン・E・ベリオはラテン・アメリカ出身であるが、近年純然たるイギリス流のユーモアたっぷりに、このモデルはより単純なモデル、さらに簡略主義者を好むアングロサクソンの精神科医にとっては複雑過ぎると書いている（8）が、理解できることである。しかしながらこのモデルは、この精神病理学のわかりにくい4つの点を明らかにできれば、理解できるのである。こうして私たちは、エーの提唱した精神疾患の自然分類に立ち返った後で、次のことを検討しよう。いかにしてエーは、この4つの原理を利用して、急性精神病の構造、意識、それから、統合失調症の理論でオイゲン・ブロイラーの行った一次性症状と二次性症状の区別を研究したかである。

　それゆえ私たちは、部分的ではあるが、エーが基本的な器質力動論の概念の修正に至った論拠をたどることにしよう。彼は次の区別を提唱している。

　1⁰) 意識野の病理の次元（意識存在の共時的構造）は、多少とも深い構造解体のレベルを含む。すなわち

　　— 時間的 - 倫理的構造解体（躁病、メランコリー）

　　— 表象として体験される空間の構造解体（離人症の妄想体験、多かれ少なかれ夢幻様あるいは朦朧性の、幻覚性心的自動症の妄想体験）

　　— 世界に今いる在り方の構造解体（錯乱 - 夢幻状態）

　これらのすべてのレベルと経過の形が、急性精神病群の全体を形成する。

　2⁰) 自我意識の病理学的領域（意識存在の通時的構造）は、様々な人格システムの組織解体、すなわち

　　— 痴呆化した自我（顕著な精神遅滞に至らない自我にほぼ近い）

　　— 精神病的自我あるいは妄想患者（人格の疎外と現実の崩壊を特徴とする、

Ⅱ　ジャクソンの諸概念と器質力動論

統合失調症性精神病、空想性精神病、系統性精神病）
　——神経症的自我（不安の中和、現実世界における人格の適切な確認の中和を特徴とする）
　——性格異常的自我（自由な変化を妨げる人間の原始的組織化への固着を特徴とする）（3 pp. 277-278）。

　エー自身は、以上の2つの大きなジャンルも、それらの下位の単位も特有の病理的《実体》とみなしてはならないと警告している。私たちは、この分類を**省略なし**に述べたけれども、これは、エーの思想において、次のことを明らかにするためである。すなわち、《それらの実体は、組織解体する「心的身体」の組織化を明確に反映しているので、臨床家にとっては、問われている問題の解決を可能とする》。したがって現在の読者は、そこから自分なりによく考えて着想が得られるだろうし、必然的に自分なりの回答へと導かれるはずである。

文献

1 - MOREAU (de Tours) J. - *Du haschich et de l'aliénation mentale.* Fortin, Masson et Cie, Paris, 1845, Réed. préface de Henri Ey, SEMP, Paris, 1970.
2 - EY H. et ROUART J. - *Essai d'application des principes de Jackson à une conception dynamique de la psychiatrie,* Doin, Paris, 1938.
3 - EY H. - *Des idées de Jackson à un modèle organo-dynamique en psychiatrie,* Privat, Toulouse, 1975. 大橋博司、三好暁光、濱中淑彦、大東祥孝訳「ジャクソンと精神医学」みすず書房、1979。
4 - EY H. - *Traité des hallucinations* (T. II), Masson, Paris, 1973. 宮本忠雄、小見山実監訳「幻覚」金剛出版、1995。
5 - EY H. - 《La psychopathologie de Pierre Janet et la conception dynamique de la psychiatrie》, in *Mélanges offerts à Monsieur Pierre Janet,* D'Artrey, Paris, 1939.
6 - JANET P. - *La force et la faiblesse psychologique.* Maloine, Paris, 1932.
7 - SPENCER H. - *Principes de psychologie,* trad. Th. Ribot et M.A. Espinas, 2 vol., Fekix Alcan, Paris.
8 - BERRIOS G.E. - French Views on Positive and Negative Symptoms : A conceptual History. *Comprehensive Psychiatry,* 32, 5, Sept. Oct., 1991, 395-403.
9 - BINSWANGER L. - *Introduction à l'analyse existentielle,* trad. franç., Ed. de Minuit, Paris, 1971.
10 - MONAKOW C. von et MOURGUE R. - *Introduction biologique à l'étude de la neurologie et de la psychopathologie,* Paris, Alcan, 1928.
11 - KRETSCHMER E. - *Manuel théorique et pratique de psychologie médicale,* 3e éd., trad. franç., Payot, Paris, 1927.
12 - GOLDSTEIN K. - *La structure de l'organisme,* trad. franç., Gallimard, Paris, 1951.
13 - MASSERMAN J. - *Principles of Dynamic Psychiatry,* W.B. Saunders, Philadelphia, 1946.

14 - Levin M. - The notion of Psychiatry research with reflection of the research of Freud and Jackson, *Am. J. of Psychiatry,* 1962, 119, 4044.09.
15 - Jackson H. - *Selected Writing,* 2 vol. Hodder et Staugton, Londres, 1932.
16 - Freud S. - 《Complément métapsychologique à la théorie du rêve》, trad. Laplanche et Pontalis, in *Metapsychologie,* Gallimard, Paris, 1968.
17 - Sherrington Ch. - *The integrative action of the nervous System* (1906), 2e éd. 1947.
18 - Sherrington Ch. - *Man on his Nature,* 1940.
19 - 《Johanis Fernelü, Ambiami, Galliarum, Archiatri, Universa Medicina, Paris, 1567, Genève 1680》, in Semelaigne. *Les pionniers de la psychiatrie française avant et après Pinel,* Baillière, Paris, 1930, pp. 21-28.
20 - Porot A. - art. Hormé in *Manuel aphabétique de psychiatrie,* P.U.F., Paris, 1996.
21 - Guiraud P. - *Psychiatrie clinique,* Le François, Paris, 1956.
22 - Deleuze G. et Guattari F. - *Capitalisme et schizophrénie. L'anti-Œdipe,* Ed. de Minuit, Paris, 1972. 市倉宏祐訳「資本主義と分裂症アンチ・オイディプス」河出書房新社、1986。
23 - Postel J. et Quetel Cl. - sous la dir. - *Nouvelle histoire de la Psychiatrie,* Privat, Paris, 1983.
24 - Audisio M. - La psychiatrie face au mouvement biologique contemporain, *Evol. Psych.* XXXIII, 3, 1968, 448-464.
25 - Blanc Cl. - Les modèle ontologiques de l'esprit, *Evol. Psych.* XXXIII, 3, 1968, 421-448.
26 - Mourgue R. - *Neurobiologie de l'hallucination,* Maurice Lambertin, Bruxelles, 1932.
27 - Trillat E. - 《Une histoire de la psychiatrie au XXe siècle》 in *Nouvelle histoire de la psychiatrie* (dir. J. Postel et Cl. Quétel), Privat, Toulouse, 1983.
28 - Ey H. - *Hallucinations et Délire,* Alcan, Paris, 1934.

Ⅲ　急性精神病の構造と意識の構造解体

　ここで明らかにする、意識の構造解体の研究に基づく精神病の分析は、この章と同じタイトルで集められた、一連のテクストで行われ、**エチュード Etudes** 第3巻を構成している (1)。これらのテクストは、急性精神病だけを扱ったものである。実際この研究でエーは、急性精神病と自ら命名し精神疾患と慢性精神疾患、特に慢性妄想病との間を徹底して区別しようとしている。この区別は最近の分類にみられるように、持続、すなわち時間的経過による判断基準に基づくものではなくて、時間的構造、生きられる時間あるいは時間性の差異に基づいている。それゆえ、エーが、エチュード第20番でこの章を開始するのは意外なことではない。エチュード第20番は、精神医学的分類の現状と、それらを支える諸理論とにどれほど多くの問題があるかについて、述べたものである。

　現在、私たちに興味深いことは、悪名高い失理論的 a-théorisme 分類、**DSM-IV** において、1994年、*統合失調症および他の精神病性障害*の章で、統合失調症295の様々なサブタイプ、すなわち、*統合失調症様障害295.40*と*失調感情障害295.70*を区別することを提唱していることである。《統合失調症様障害》の診断基準は、持続が1ヶ月以上6ヶ月未満であることを除けば、厳密な意味での《統合失調症》と同じである。*失調感情障害295.70*に関しては、この診断がなされるためには、躁またはうつのエピソード経過中に《統合失調症》の特徴的症状Aが、少なくとも2週間存在しなければならない (2)。

　また、この章の部分でもある《妄想性障害》297.1に関しては、持続の基準は定められていないが、そこに記載されている《短期精神病性障害》298.8では、持続期間が1日以上1ヶ月未満となっている。

　要するにこの分類では、精神病障害の持続の問題は、医学的意味の器質的侵襲、器質的疾患あるいは向精神薬中毒などによるものであり、取り上げられた病因的要素の持続の分類と関連しているように見える。

　ICD-10は、持続の基準を使用して*持続性妄想性障害F22*と*急性一過性精神病性障害F23*を区別している。*統合失調感情性障害F25*は、躁病ないしうつ病症状と統合失調性症状の併発を特徴とする別のサブカテゴリーを構成しているが、

それらの並存の偶発的持続期間は明確にされていない (3)。

エーは、エチュード第20番で精神疾患の分類の問題を取り上げ、まず古い分類、特に1895年にクレペリンの提唱した分類と、20世紀に入った1906年のものとの大きな違いを示した。

アメリカ精神医学会で1934年に採用された分類、すなわち、この学会の現代版の**診断統計マニュアル**の原版(やがて1953年のロサンゼルスの学会で、カール・メニンガーが、神経症と精神病の《偽科学的》区別を抹消するように提案することになる)を取り上げて、エーはその点に関して、カール・ヤスパース(1883-1969)の書いたことについて長々と論じている。**精神病理学総論**(4)の第4章、《精神生活の関係》で、《典型的な進歩のサイクル》を見分けることが提唱されている(pp. 429-441)。それは、次のようである。

1°) その機序が、本質的に《内因的》である発作、段階および期間。なぜならば外的原因は因果関係に関する私たちの理解と理論化が、不十分であるからである。(p. 430)。

2°) 諸々の*プロセス*は、精神生活の自然な経過の***持続的な***変化によって特徴づけられる。そして、それらのプロセス自体、早発性痴呆のグループのいくつかに相当する精神生活の崩壊をもたらす、身体病理学的プロセスであるか、あるいは精神生活の崩壊のない精神的プロセス、心理学的観点からしかわからないプロセスであるかである。

3°) 最後に、人格の*発達*は個人の素質から、理解不能な断絶のない生活の各時期を経て発展する。ここでヤスパースは、嫉妬深い人格のパラノイア的な進展の例をあげ、これは**嫉妬妄想***Eifersuchtswahn*とは混同しないで区別すべきであるとしている(4 p. 441)。(DSM-IVでは、《297.1 妄想性障害嫉妬型》)。エーにとっては、《進展周期の構造分析の概念に基づく同様な分類が...急性精神病と慢性精神病の対立の強調に[ヤスパース]を導いている》(4 pp. 523-524)。アンリ・エーは、彼固有の《急性精神病と慢性精神病の関係が蝶番を構成するという考え方》(1 p. 31) を示すために、実質的に、ヤスパースの考え方の本質が凝縮されたこの権威ある書、もっと正確にはこの章に頼っている。

この分類の説明は、エーが精神疾患を《特殊な構造をもつ心的生活生命の障害[ヴィー・プシシック]経過の典型的な形、臨床的病型として》と定義するきっかけを与えている。この

点について、エーはまた、ジャン-ピエール・ファルレ（1794-1870）の権威ある書に頼っている。ファルレは、最近素晴らしいアイデアから再出版された**精神疾患と癲狂院**という概論の序文で、早くも1864年に同じ定義をしている（5）。彼の読み方は、現実に精神疾患であるものについて1世紀以上続いている議論を終結させることになるだろう。エーは、精神疾患は《発達の停止であれ、心的組織の解体であれ、身体的プロセスによって条件づけられる》と付け加えて、事態を紛糾させる。同様に即座にエーは、精神疾患の自然史において、精神疾患の分類と病因的過程の分類を区別する理由があるということをはっきりさせる。《精神疾患の分類は必然的に…2つの側面に分かれる。すなわち、意識野の病理と人格の病理である。意識野は精神活動によって規定される。精神活動は、今生きる現実を組織化するとともに、個人の実存的かつ論理的、恒久的価値の軌道、すなわち、歴史的発展と人格の構成のシステムとしての自我を通じて、人格を組織化する。

意識の病理学は、解体のレベルあるいは活動を変質させる構造解体のレベルによって構成される。急性精神病の「種 espèces」が、対応するのは、それぞれの崩壊のレベルである…

人格の病理学は慢性精神疾患を規定する…》（1 p. 33）

これが精神疾患の自然分類である。この分類をエーは、彼の執筆したあるいは編纂したすべてのマニュエルや概論で用いることになる。それに対し彼は、病因的経過の分類を提唱するには至らないだろう。

エーは特に、疾病分類で急性精神病の問題から生じてくる、2つの疑問に関心を寄せている。第1は、慢性精神疾患の急性形の問題である（急性パラノイア、ドイツの古典学派の急性一次性狂気 Acute primäre Verrücktheit）、フランス学派の治癒可能な被害妄想、現代の夢幻様せん妄状態の妄想体験である。エーによれば、ただ意識の構造解体と人格異常の概念によってのみ、—比較的はっきり—これら2つの属 genres、すなわち急性精神病と慢性精神病の急性エピソードとの間に自然な関連づけが見出される。

もう1つは、急性精神病と《変質精神病》の関係の問題である。なぜならば、また、《マニャンとその学派は、「偶発性症候群 syndromes épisodiques」を「精神変質 Dégénérescence mentale」の最も典型的な形として考察しているからである…》。《上位》あるいは《下位》の変質患者の精神状態の《不均衡化 déséquilibration》は、有名なラドミッションの師（訳注：マニャンのこと。あとがきを参照のこと）の学派では、妄想の《発作bouffées》やごく一般的には《偶発性症候群syndromes épisodiques》の突発する、持続的かつ基本的状態を構成すると考えられた（1 p. 40）。これらの変質精神病は、ライン川の向こうでは、一貫して、カール・クライスト（1879-1967）やその弟子たちの《辺縁精神病Psychoses marginales》（*Randpsychosen*）に相当するだろう。ここで新たに、エーは次のように考えている。すべての臨床家が、これらの急性妄想の症状の見かけの異質性について語っていることは、このグループの単一性unitéであり、疾患単位の単一性unité-entitéではなくて、《意識の構造解体の病理学の単一性である。

長い間、論争の続いたこの多様性 diversité に関しては、それは意識の構造解体の様々なレベルの表れそのもの、いわばそれらの典型的構造形態であり、その自覚的思考から夢の混沌状態まで退行する段階の表れである。

それらの多様性については、非常に長い間議論され、また争われてきたが、それは、意識構造のいろいろなレベルについての表れそのもの、すなわちそれらの典型的構造形態で、意識の自覚的思考から夢の混沌まで退行する段階の表れである》（1 p. 44）。

しかしながら、第Ⅲ巻を構成し、注意深く読解すべき、いろいろな研究でも、私たちは特に、エチュード第23番《急性錯乱と急性幻覚性精神病 Bouffées délirantes et psychoses hallucinatoires aiguës》の提起する問題には、慎重さが必要である。なぜならば、意識の構造解体のレベルは、エーの構想の中で実際に用いられる最も明快な断面であり、おそらく、彼の思想の最も独創的な説明の1つにあたるからである。

エーは、歴史的にかつ疾病分類学的に、このレベルを3つの実体あるいは3つの概念の分析に基づいて引き出す。すなわち、

―― 師のマニャンの影響を受けた、モーリス・ルグレン（1860-1939）の論文、**変質者の妄想について**（6）にあるような、《急性錯乱 bouffée délirante》の概念。エチュード第23番は、いわば忘却されたこの《急性錯乱》の概念をよみがえらせている。

―― カール・ヤスパースの《一次性妄想体験 expériences délirantes primaires》の概念、

III　急性精神病の構造と意識の構造解体

── 最後は W・マイヤー - グロスの夢幻様せん妄妄想 délirantes oniroïdes 体験。

　第1の《急性錯乱》について、エーは、ルグレンからほとんど原文通りに着想を得ていると書いている。マニャンのいう変質 dégénérescence に触れて、エーは、マニャンの支配的観念の1つは、《体系的に発展する主要な精神病...「慢性妄想病」に比べると ── 変質精神病は、常に、間欠的刻印、および系統的かつ漸進的な発展をしない、「先天性の脆弱性」が特徴である》(1 p. 204)。《急性錯乱》の中で最も顕著な臨床的特徴は、それらの突然の出現であり、《晴朗な空にとどろく雷鳴》としてよく知られている。あらゆる妄想観念が、この《突発妄想 Délire d'emblée》の中に観察されるが、特に《この妄想(デリール)は、最初から全部そろっており、そこで足踏みして、進展しないし、悪化もしない。この妄想(デリール)は、いつもほとんど一貫性がなく体系的でもない。それは支離滅裂な混合であり、深いつながりのない観念のもつれである。

　この妄想(デリール)は、本質的には一時的である... 突然に起こり、数日で消える。これは、マニャンが繰り返していうように、結果を残さない妄想(デリール)、あるいは明日のない妄想(デリール)である》(1 p. 204)。この有名な決まり文句は、この典型的な形以外にも次の事実によって説明される。

　a) 多形性連続性妄想(デリール) délires en séries polymorphes（ここでルグレンが、しばしば急性錯乱と体系的に結びつけられる多形的という形容詞を使用していることに注目しよう。これは、複数の妄想観念が錯綜した多形性で生じ、もつれ合い、次々と一次妄想を修飾するからである）

　b) 間欠型の急性錯乱 bouffées délirantes à type intermittent。間欠型は、遺伝的素質があると、サン・タンヌ学派はいっている。

　c) 最後に、突発妄想(デリール・ダンブレ)は慢性妄想病の経過中に、一種の《追加的症候群 syndrome supplémentaire》として突然現れる。そこでは、本質的な精神病理学的事実に関係する。エーは、結局出版されなかった**エチュード第4巻**で、そこに戻ろうとして進んだことは確かである。その理由は、私たちがこれらの精神病の構想を明らかにするときに説明しよう。エーは、《パリ学派の挿間性妄想(デリール) délires épisodiquesの考え方は、マニャンおよびその直系の弟子たち以来、ほとんど進展していない》と指摘している (1 p. 205)。そして事実、患者の提示によって（私たちが神聖なマニャン講堂で、エー自身から直接受けた教育）、この臨床的単位が、サン-タンヌの伝統的な口伝えによる教育に存続していたとしても、

47

ルグレンとエーの間では理論的研究の理由にはならなかった。ルグレンは書いている。《妄想(デリール)は、完全にその起源において、患者がその知性に関連付ける、現実の出来事の不合理な非論理的な単純な解釈を通じて現れる。少しずつ、原初の出来事、妄想(デリール)の最初の解釈の土台が、彼らの記憶から消え去る。妄想観念が残り、患者の知性の程度が低ければいっそう容易に進展を続ける》（6 p. 174）。《妄想(デリール)は、誤った道筋、間違った推論を続ける、演繹的かつ機能的な能力の偏移でしかない...妄想(デリール)の起源は、私たちが今説明したように、きわめて頻繁に幻覚を欠いていることを物語っている》（6 p. 175）。しかしながら第1の点、妄想(デリール)の最も重要な事実について、エーは、この点でモローの考え方と対立するルグレンの考え方と、いかに一致しているかを強調している。《ルグレンにとって最も重要な事実とは、妄想(デリール)の解釈の結果なされる誤った考えである。モロー（ド・トゥール）にとっては、これは解釈の誤りと妄想(デリール)の条件そのもので、意識の構造的変化である（1 p. 206）。このことから、エーは第2の点を説明することができる。すなわちルグレンが、突発妄想(デリール・ダンブレ)では幻覚がほとんど欠如していることをはっきり断言していること、その説を別な過程に移行させて関連づけると、臨床に見られることとはまったく逆のことであることを、意味している。《慢性妄想病では、幻覚は本質的な基盤をなしている。妄想(デリール)は、すべて幻覚に基づいて築きあげられる...妄想的変質者は、幻覚があるときに、幻覚はまったく別な仕方で形成される。それは、疾患の偶発的な症状であるが、症状は確固とした土台を構成しているわけではない。実際、変質者の妄想の多くは、幻覚がないままに推移する。幻覚が病的な場面を複雑にするように見える場合、それのほとんどが、妄想(デリール)そのものによって引き起こされる...幻覚は、幻覚を生じさせる一連の妄想(デリール)に直接の原因があり、実際の反射として起こる》（6 p. 142）。このことから、エーは自分自身の概念的な防衛を行うことができる《いいかえると、マニャン学派の記述の人為性とは逆に、「急性錯乱」が急性幻覚性精神病全体の中心にあり、それは錯乱幻覚発作(デリール・ダンブレ)である》（1 p. 207）。こうして彼は、突発妄想を意識の1レベルにおける構造解体を示すものと考える。そのレベルについては、エーが、国際的な文献から選んだ他の2つと比較して、この臨床的単位を決定している。

ICD-10 は、*統合失調症状を伴わない急性多形性精神病性障害* F23.0 に位置づけた。その定義を見ると、ルグレンの《多形性連続性妄想 délires en série polymorphes》を想起せざるをえない。《急性精神障害は、明らかであるがきわ

めて変わりやすい、日々あるいは時々刻々と変化する、幻覚、妄想観念あるいは、知覚障害を伴っている。一過性の強度な多幸感と恍惚感、あるいは不安と過敏性を伴う情動の混乱も頻繁に出現する。この多形性と不安定性が、臨床像を特徴づけており、たとえ時には個々の感情障害の症状や精神病症状が前面に現れても、躁病エピソード（F30）、うつ病エピソード（F32）あるいは統合失調症(スキゾフレニー)（F20）の診断基準を満たすことはない。この障害はとくに突発性（48 時間以内）に発症して症状が急速に消退しやすく、明らかな誘引となるストレスを見ない例が多い。

　症状が 3 ヶ月以上持続するならば、診断は変更しなければならない。持続性妄想障害（F22）、あるいは他の非器質性精神病性障害（F28）に変えるべきであろう (3)。

　しかしアンリ・エーが私たちに伝えた、サン‐タンヌ学派の伝統に従って記述された単位は、ICD-10 の中で列の冒頭から、**統合失調症状を伴わない急性多形性精神病性障害** F23.1 まで、そして**急性統合失調症様精神病性障害** F23.2 まで使用されている。これらは、統合失調症(スキゾフレニー) F20 とは持続が 1 ヶ月以下ということでしか区別されない。それゆえそれらは、《急性統合失調症(スキゾフレニー)》に相当するのだが、アンリ・エーは、それらを真性統合失調症性精神病(スキゾフレニック)とはみなさない。なぜならば、真性統合失調症性精神病(スキゾフレニック)はその構造の点で慢性であるからである。それは、私たちが今述べたように、クライストやその学派の《辺縁精神病》（*Randspsychosen*）と近いからである。

　最後に、**ICD-10** には、《**妄想を主とする他の急性精神病性障害** *autres troubles psychotiques aigus, essentiellement délirants*》F23.3 があるが、これは興味深い。なぜならばこれは、ルグレンのいう意味で、突発妄想(デリール・ダンブレ)と幻覚の成因の問題であると同時に、慢性妄想病の進展の途中で突然現れる突発妄想(デリール・ダンブレ)という重要な事実の問題であるからである。実際、その点に関しては、《急性精神病性障害の主な臨床像の特徴は、妄想観念があることで（普通被害妄想または関係妄想）または幻聴（患者に直接話しかけてくる声）であり、比較的安定しているが、統合失調症(スキゾフレニー) F20 の基準を満たさない...》。

　妄想観念が 3 ヶ月以上持続する場合、診断は持続性妄想障害（F22）に変更しなければならない。もし幻覚だけが 3 ヶ月以上続くならば、診断は、《他の非器質性精神病性障害》（F28）に変更しなければならない。ここで、心因性(プシコジェヌ)（パラ

ノイア性）精神病や心因反応 réaction psychogène を含めなければならない場合、私たちはこの《急性パラノイア》を通して、ウェストファール（1833-1890）の《急性一次性狂気 acute primäre Verrücktheit》1878 に連れ戻されるのである。最も新しい分類は、時おり最も古い考え方に導くことがある。

　エーが、急性精神病の構造の第 2 の支柱としている、ヤスパースの《一次性妄想体験》に戻ろう。それは、**精神病理学総論（4）**の、第 1 章《精神生活の主観的現象（現象学）》の中にある。エーは、ヤスパースの記述している、対象意識（pp. 50-99）と自我意識（pp. 100-106）を検討している。これらの*妄想観念 Wahnideen* の本来の基盤を構成しているのは、妄想体験（*Erlebnisse*）の材料、妄想の一次性現象（デリール）である。諸々の妄想観念は、幻覚体験である別の《最初の出来事》と関係が深い（4 p. 83）。《これらの妄想観念は、強制と身体性の同じ現実性、同じ活発さ、同じ性質を持っている》。この点について、エーは、《検討される病的意識は、なおも世界の意識ではあるが、幻覚的で人為的である》（1 p. 208）と、はっきり指摘している。妄想観念は、また、正常な精神生活の経験には還元できない体験の形なので（4 pp. 86-87）、私たちには、きわめて不可解である... すべて新しい意味があり、生きているものは変化しており、未来あるいは過去に投影されるように変化するのではない（たとえば... 躁病的あるいはメランコリー的な意識のように）、しかし生きていることが、**ここで、**今変化している。

　ヤスパースは、これらの一次性妄想体験を、一次性妄想知覚、妄想表象および*意識性 Bewusstheiten* に分類している。これをエーは、《妄想的直観 intuitions délirantes》（最初のフランスの翻訳者は、*Bewusstheit* を《意識性 consciocité》とまず訳したが、その後でこれは、《定型化もされず明確にもできないが、直接的でいわば素朴な知であって、精神活動（考えや判断）が、事物について、私たちの正面に見出される対象をもたらすものである》として、この翻訳を断念した）。それゆえ、これらの*意識性 Bewusstheiten*、あるいは妄想的直観は、《出来事に富んだ急性精神病にしばしば出現する》（4 p. 92）、《錯覚的、幻覚的あるいは偽幻覚的内容を持つ感覚的体験と比べて、豊かな感覚が本質的に変化していない、一種の体験がある。知覚のように、観念に特有の意味が結びついている》。

　ヤスパースについて、《***真の*** vrai 幻覚と妄想観念は、清明な意識においてしか検討できないとすれば》（4 p. 144）、エーによると、ヤスパースの一次性妄想体験が必然的に、意識の構造解体に帰すという証拠は、自我意識の現象学に近づく

ことであり（4 pp. 100-107）、ヤスパースは、離人症や人格の二重化に由来するもの、およびモロー・ド・トゥールのように大麻経験に見られる変容に由来するものを指し示している。しかるに、ヤスパースは、この体験の状態を適切に構成しているとしても、それは偉大なトゥールの人の研究に準拠しているのではなく、反対にこれらの経験について、最も厳密な批評家の行った外的対象への同一化についての現象学的記述によっている。すなわち、シャルル・ボードレール（1821-1867）の、《あなたは蒸発して自分のパイプになるのを感じる（パイプの中にしゃがみこみ、タバコの中に束ねられるのを感じる）**自分をふかす**という奇妙な能力》（4 p. 104 および 7）。今日でもなお、《大麻たばこ》の常習者が求めているのは、煙に加わろうとするこの自我の奇妙な感覚である。

　ヤスパースは、自我意識の現象学に関して、常に２人のフランスの作家を参照しているが、アンリ・エーは、奇妙なことに一次性妄想体験について述べている中で、この２人の引用を省略している。カルル・イドラー（1795-1860）の**宗教的妄想理論についての試論** l' Essai d' une théorie du délire religieux で、引用されているのは、まず、不幸なシュラン神父（1600-1665）であり、この種の自己心理的病理学的伝記は霊的記述で構成され、自分自身の《逆転移精神病 psychose de contre-transfert》が、述べられており、シュラン神父が、聖ジャンヌ・デ・ザンジュ、それからルーデュンに取りつかれた人々に悪魔祓いをして、うまくいった結果を述べたものである。ヤスパースは、《その後の経過を見ると、神父は統合失調症性プロセスにおかされていたように見える》と推測している（4 p. 103）。シュラン神父のテクストに出てくる発作やそれらの分析は、テクストが再版され、しかも最近ミシェル・ド・セルトーの研究（8）が出るに及んで、ヤスパースとエーの時代よりも、ずっと容易になった。

　ジャック・グリニョンは、最近、聖ジャン・ド・クロワの業績とアンリ・エーを手がかりとして、神秘的体験と幻覚の違いに関する哲学的論文を発表した。グリニョンによれば、意識存在の幻覚誘発性の組織解体に関するエーの考え方は、ヤスパースの一次性妄想体験の概念よりも、ヤスパースのプロセスの概念から大きな影響を受けている（9 t.II p. 223）。

　エーは、自我意識の現象学について、ヤスパースの他の出所を記していない。すなわちエーの取り上げているのは、師であるピエール・ジャネだけであり（10）、しかも自我意識の現象学は、解体あるいは自我の衰退状態の現われとしての自我

意識の構造解体の意味である（4 p. 101）ということなので、まったく意外である。《一次性妄想体験》の概念に関して、エーは次のように結論している。それは、《幻覚性妄想体験から分離できない...躁病とメランコリーの「潜在的な virtuelles」体験（倫理的時間的構造においてだけ変質している意識が幻覚にとりつかれるにはあまりに注意深すぎるレベル）と、錯乱 - 夢幻状態のイメージの混沌とした世界（意識は、想像の中で動転しているので、現実 - 想像と主体 - 対象の対比が、もはや不可能であるレベル、および意識が混濁しすぎて幻覚に取りつかれないレベル）の間には、まさしく、意識の構造解体の、幻覚性の本質的に中間的なレベルが、存在する》（1 p. 209）。

このレベルの構造を引き出すために、アンリ・エーが用いた第3の支柱は、《生きられる夢幻様せん妄形 formes oniroïdes de vécu》で示されている。これは、ウィルヘルム・マイヤー - グロス（1889-1961）が、ナチズムを逃れるために、自主的に亡命する前、1924年にベルリンで出版した書物、**混乱の自己描写。夢幻様せん妄体験様式** Selbtschilderungen der Verwirrheit. Die oneiroide Erlebnisform （11）で記したものである。マイヤー - グロスについて、エーが、夢幻様せん妄意識の体験の《陰性 négatif》と名づけている第1の特徴は、その**未完成性 inachèvement**である。すなわち、表れるものすべては、流動的で無意識のままにとどまっている。第2の特徴（陽性）は、**舞台の全体的形成 formation d'ensembles scéniques**の傾向である（1 p. 251）。そこでアンリ・エーは、マイヤー-グロスの報告した第1の場合について、マイヤー-グロスの考えにあるジャクソニスムを明らかにする。《夢幻様せん妄体験の形の特徴は、「一方では」（私たちのいう陰性面）、体験の分散、不安定、不完全性があり、「他方では」（私たちのいう陽性面）、客観的世界の**舞台のような**発作的組織化があることである。重要なのはこの陽性面である。なぜならば、千変万化する虚構は、外部の世界の出来事や知覚と結びつき、擬人化されたように繰り広げられるからである》（1 p. 259）。その点に関していえば、これは、1930年に発表された他の論文で、マイヤー-グロスが付随的に行った考察であるということを忘れてはならない。この論文は、アンリ・エーに対して、統合失調症のブロイラーの考え方で一次性とみなされる徴候がジャクソンの意味の陰性症状に類似し、二次性とみなされるものが陽性症状に類似している、という着想を与えたのであった。しかし私たちは、慢性妄想病の器質力動論的構想の展開にどのような影響をもたらしたかを振り返

ってみたい。

マイヤー-グロスが分析した2番目の臨床観察は、《症例 L.S.》であり、オーギュスト・フォレル（1848-1931）が1901年に出版した。フォレルは、オイゲン・ブロイラーが1911年の有名な著作で、思考過程での**統合失調症性障害**（12）を例証するために選んだ臨床観察があったのを、たまたま見つけたのである。（私たちは、アンリ・エーが1926年に行った、ブロイラーの著作の要約の翻訳には、この観察の跡を見つけられなかった）。たとえ症状学の研究だけにこだわるにしても、この2つの状態は非常によく似ているし、2つを区別するためには、意識障害の病理学に脱線せざるをえない。マイヤー-グロスの書いた精神医学において、きわめて漠然とした章に注目したのは、ただアンリ・エーだけであった。エーは、この中心的問題の研究を深く掘り下げたが、精神病理学を無視するにまで至ったのであった。

さらにマイヤー-グロスは、ヤスパースに沿って、意識障害の3つの基本的局面を検討している。

1°) **滅裂性意識** Zerfallende Bewusstsein
2°) **変容意識** Veränderte Bewusstsein
3°) 最後は**情動性意識障害** Bewusstseinstörungen in Affekt

エーは、**滅裂性意識**に対して、意識解離 conscience dissociée よりはむしろ**分解意識** conscience décomposée という訳語を選んでいる。この用語は、混乱を招く可能性があると、彼は語っている（おそらく彼は、《解離 dissociation》という用語を考えているのだろう。彼は、ブロイラーの**分裂** Spaltung を解離 dissociation と翻訳したが、もう1つの混同を招く可能性があった。それは、ジャネの精神機能の**解離**理論との混同である）。この変質した意識は、意識混濁あるいは精神鈍化の状態に相当する（Benommenheit **昏蒙**）。

変容意識 conscience altérée（Veränderte Bewusstsein）は、いわば分解意識の逆である。なぜならば、《意識の内容は現実とは大きく異なっており、現実から切断されると同時に、はっきり浮き上がっている。そこでは、外部の世界と比べて内的状態が支配的である》（1 p. 261）。

最後の**意識**の**情動障害** troubles affectifs de la conscience（エーは、この訳について、フランス語にはドイツ語の Affekt（激情）に対応する言葉がないので、Bewusstseinstörungen in Affekt をうまく訳せなかったと弁解している。それ以

来、翻訳者は、*Affekt* を躊躇なく感情的 affectif という異なる意味に訳している。意識の沈没を特徴とする障害は、〔*Affekt* によりかつ *Affekt* の中で〕激しい感情の流れに巻き込まれて基本的な《主体／客体》の関係を危地に陥れる（1 p. 262）。

マイヤー‐グロスによると、この意識障害の3つの大きな形は統合失調症と同様に、躁うつ病でも出現するとしても、同じ割合で分けられてはいない。

——《情動性意識障害 troubles affectifs de la conscience》は、躁うつ病の主要な面であるが、統合失調症でも特にもうろう状態の形で認められる。しかしマイヤー‐グロスは、情動性意識障害は《一般的に、統合失調症性体験だけに見られる形で体験される》とはっきり述べている。この文章を、エーは《それが解決できない問題を提起する決定的な方法》（1 p. 263）として、忠実に翻訳して、この問題の解決を試みようとしている。逆にそれは、統合失調症のもうろう状態ではよくみかけるのに、躁うつ状態では、《意識変容 conscience altérée》の夢幻様せん妄の形はまれにしか見られない。それは、自閉症が嵩じたと思われる状態である。

最後に、《分解意識 conscience décomposée》の夢幻様せん妄の形は、統合失調症と同様に躁うつ病の経過中に認められ、その分解意識はブロイラーが昏蒙 *Benommenheit* の名前で記述した状態（12）である。

エーにとって、急性錯乱 bouffées délirantes と急性幻覚 bouffées hallucinatoires の研究、すなわち急性精神病の研究では、最終的に、《妄想体験 expériences délirantes》の3つの異なる型を明らかにしているが、妄想体験は、彼の見方では、そのすべてが同じレベルの意識の構造解体に対応する。それは次のようである。

1º）1世紀前から（デュガ）（13）、**離人症**と名づけられているもの。エーは、この点について、古典的テクストに加えて、現代の研究特に、マイヤー‐グロスが亡命後にイギリスで1935年に発表した研究（14）、エーが1950[1]年にパリで組織した第1回世界精神医学会で発表した報告、それからジュリアン・ド・アジュリアゲラ（1911-1993）とアンリ・エカンが、《身体的無視と幻覚 Mé-

---

1 スヴェン・フォランの発表した《離人症の過程 Le processus de dépersonnalisation》(15) は、《妄想に生きる》に再録された。出版社《アンペシュール・ド・パンセ・アン・ロン》。

connaissances et hallucinations corporelles》（16）でこの疑問について総括した章を参照している。

2°) 体験的空間の構造解体と主観的世界の幻覚性空間化による、**幻覚性二重化** dédoublement hallucinatoire あるいは**精神自動症の急性状態** états aigus d'automatisme mental（1 pp. 234-250）。

3°) 本来の意味で、マイヤー - グロスのいう**夢幻様せん妄体験** expériences oniroïdes。

この3つの型の体験によって、急性錯乱と急性幻覚の現象学を考察することができる。

躁病とメランコリーの分析に立ち返り、エーは、《躁うつ病発作の倫理学的時間的構造を、高度の組織解体のレベルにおける混乱、意識の時間性のレベル（時間の意識のレベルではない）の混乱に正確に位置づける》（1 p. 279）ことを思いつく。《急性錯乱と急性幻覚精神病で体験される障害の独自性は、それが**知覚障害**から来るという最も基本的な事実による》（1 p. 280）。そこで問題は、《意識の幻覚を起こさせる構造とは一体何か？ 言い換えれば、知覚とは何か？》（1 p. 281）という問題である。エーはいかなる博識にも抵抗して、その回答に、カントも、フッサール、ベルクソン、パラジルあるいはメルロ - ポンティ（1908-1961）なども、ほとんど参照する必要はないと考えている。しかしエーは、その答えをメルロ - ポンティから借りている。《健康な人間を妄想や幻覚から守るのは、その批判精神ではない。それは空間の構造である》（17 p. 337）。この意識の空間性は、その時間性に先立つ、《なぜならば心的生活生命（ヴィー・プシシック）の発展においては、知覚による世界が意識の時間的順序の組織化に先行するからである》（1 p. 282）。ここでエーは、現象学的精神病理学を参照している。特に生きられる空間と**生きられる時間**（18 p. 366-389）の間の結びつきについては、ユージェーヌ・ミンコフスキー、ルートウィッヒ・ビンスワンガー、さらに、メルロ - ポンティの**知覚の現象学**の章を参照している（17 pp. 324-344）。

《**離人体験**の場所は、主体の生活そのものの直接の体験として体験される自我である限り、**身体である**》（1 p. 284）。メルロ - ポンティがいうことも、もっともである。《私の身体は対象ではない、それは、最も深い体験であるが、また私固有の観念の中で最もあいまいな体験である》（1 p. 284）。また、《**離人症**は、身体の変化が主体の**変化**として体験されるときにしか... 始まらない、そして身

体の変化ばかりではない... 離人症は、また、「現実感消失 déréalisation」であり... 自我と世界の関係の「奇妙 étrangeté」な、「特異 nouveauté」な、「奇怪 monstruosité」な衝撃的な体験、つまりいうなれば、客観的な空間と「精神的」空間の相互侵入、現実と想像の相互侵入である》(1 p. 285)。《古典的症候学が、症状について詳細に述べている「知覚障害」の基本的構造は... 空間的構造の急激な変化と相互浸透性の中にあり... その空間的構造の急激な変化と相互浸透性は、体験された瞬間の直接的現実の中で、現実は考えられ、表象され、思索されるだけではなく、「感じられ」縛られるので、現実のカテゴリーのようである》(1 p. 286)。

メルロ - ポンティについて、エーが、知覚の*現象学的野*、すなわち世界の現実を組織化し、生き、感じる意識は《必然的に自我と世界という、2つの固有な基本的地点を持つ地平全体が前提である》と、エーはいっている (1 p. 287)。《しかし、私たちの思考のバーチャルな空間は、さらに別な次元を含んでいる。すなわち自我は、決して唯一ではないし、「他者」、すなわち他人のイメージも、また、自分自身に向かっている自分固有の思考の内部に場所を占めている... それは、この「生きられる空間 espace vécu」から多数の体験へ... あるいは根源的な二重性の体験へ絶えず形を変えるバーチャリティの通路である。根源的な二重性の体験は、*幻覚を起こさせる体験*の背景を構成する、あるいは望むらくは、*幻覚的意識*の構造を構成する (1 pp. 287-288)。

《*夢幻様せん妄性意識*》に関しては、《離人化され、幻覚化されているので、それは、体験されたる空間の秩序の構造解体へとさらに遠く進んでいく。それは、ほとんど完全に想像的空間の中に広がり、最もゆるぎない形、すなわち慣れ親しんだ世界の形を持続する、唯一の外部世界の広がりに対しては閉じられる》(1 pp. 289-290)。

《内面性、外面性、検討》に関するミンコフスキーの見事な分析が示しているように、夢幻様せん妄状態は、必然的に光景の現象学と映画的画像の現象学へと立ち返らせる。《J・P・サルトルがいみじくも検討したように、夢幻状態の想像力の作り出すものは、一般に見られないものであっても、夢幻様せん妄性意識は残っており、モデルに基づく世界や崩壊した残存物で想像力を構成することが可能であり、まだ客体の世界は残っている》(1 p. 291)。

エーが、幻覚性二重化の離人症と夢幻様せん妄性意識の現象学に関する研究

III　急性精神病の構造と意識の構造解体

で示した結論は、彼の時代の読者には骨の折れる無意味な昔風の問題にしか見えなかったことを危惧している。また私たちも、今度は、最も重要な点を数頁で示そうという試みが、現在の読者には非常に難解に見えはしないかと危惧している。そこで、この構造的レベルの最も基本的な側面は、《想像的現実性 réalité imaginaire》、**形容矛盾** contradictio in adjecto の形であることを強調しておこう。それは、まさしくこの問題の核心なのである。

　このレベルの意識の構造解体の構造分析は、エーによって厳密なジャクソニスムの観点からなされており、これ以上厳密に書こうとは思わないが、《陰性》構造と、漠然とした思考や意識のもうろう状態や体験される空間の構造解体とを区別し、サルトルの《想像する意識》に対応する《陽性》構造と、体験の劇的な現実化や象徴化や人為化とを区別している。

　アンリ・エーが、これらの急性精神病について、症状学と経過によって臨床像を論じていることはわかるにしても、彼がその後、批判を浴びながらも、病因論的形を検討していることについては、ほとんど説明されていない。彼は、批判に反論し、一方で精神疾患の分類と、もう一方で経過の分類を混同しないように強調し、それらをはっきり区別することを強く勧めるのである。しかるに彼は、病因的要因については2つのことしか取り上げていない。すなわち向神経性中毒と急性脳炎である。前者は、幻覚-夢幻状態誘起性中毒であり――クロラール、コカイン、アヘン、臭化アテブリン――などが列挙されているが、すべてが扱われているわけではなく、その中の2つに絞っている。いうまでもなく大麻（ここであげるのはもう1人の有名な大麻愛好家の証人、テオフィリー・ゴティエ（1811-1872）であり、彼は大麻体験の実際を書き記しているので注目される）とメスカリンである。私たちは、30年代にル・ペイヨルによる発見後のメスカリンについて（エー自身もそれを試してみたが彼の自己観察ではあまりよくなかった、と語った）、現象学的観点から、興味が50年代に復活したことを忘れるべきではない。《ビュルボカプミン、リゼルグ酸ジエチルアミド（21）は、「精神現象」に十分類似した作用を及ぼすので、アミン類は「精神解離 dissociation psychique」（ブスカニオ）の特異的な毒物として考えられた（1 p. 312）。そのことについて、特にジャン・ドレーやその弟子たちは、精神病の実験モデルの観点から、1948年から1953年（D・アレクスの論文）までの*ラアンセファール誌 l'Encéphale*で発表している。エーによって、第2の要因として流行性脳炎が、

急性精神病の病因の形として取り上げられた。流行性脳炎は「神経精神科医にとって、この流行病の特性によって観察できる、一種の大規模な実験であった」（1 p. 318）。同じウィルスが、この病気の急性期の錯乱-夢幻状態、あるいは生存者に脳炎後遺症として「ウィルス性統合失調症（スキゾフレニー）」の病像を長期的に引き起こすことを明らかにしたのである。》

　最後にエーは、ただ、精神疾患の型を決定するのはそれらの性質ではないことを示すためにこの 2 つの病因的要因を強調しているに過ぎないと考えられる。それらは精神疾患を出現させる可能性があるが、意識の構造解体のレベルを決定するのであり、おそらく、この構造解体の速さ、すなわちジャクソンの第 4 の要因、さらにまた、それらが決定する意識の時間的構造解体を引き起こすのである。

　エーは、エチュード第 23 番の全体的な参照文献を示すことができなかったと語っている。なぜならば、このレベルに対応し、かつ構造解体に対応する様式について障害全体を扱ったような研究は、一切なかったからである。彼に関していえば、同じ観点から、その他の急性精神病（錯乱や錯乱夢幻妄想、躁うつ病的周期性精神病、てんかん）の構造解体のレベルを検討した後、いよいよ慢性妄想病に着手するのである。そこで彼は意識の構造を決定できるだろう（1 pp. 653-759）。これは本書の第 4 章のテーマとなる。

　DSM-IV では、*文化に結び付いた症候群の用語集* Glossary of Culture-Bound Syndromes において、《急性錯乱 bouffée délirante》（その本文ではフランス語ではあるが、ただ 1 つあるだけである）が登場したのは驚きであった。DSM-IV の著者たちは、この症候群（彼らは**短期精神病性障害** Brief Psychotic Disorder 298.8 に類似している可能性があると断言している）が西アフリカやハイチで観察されると指摘している。彼らは、これらの地方の居住者がしばしば黒人であるばかりではなく、同じくフランス語圏の人々であることを記載していない。これで急性錯乱の文化的かつ地理的限界を説明できたといえるだろうか（2 p. 845）。

文献

1 - Ey H. - *Etudes psychiatriques*（T.III）. *Structure des psychoses aiguës et déstructuration de la conscience*, Desclée de Brouwer, Paris, 1954.
2 - American Psychiatric Association, *DSM-IV*, Washington, 1994. 高橋三郎、大野裕、染矢俊幸訳「DSM-IV-TR 精神疾患の分類と診断の手引き」医学書院、2003.

III 急性精神病の構造と意識の構造解体

3 - Organisation Mondiale de la Santé, *CIM-10*, Masson, Paris, 1993. 融 道男、中根允文、小見山実、岡崎祐士、大久保善朗訳「ICD-10精神および行動の障害」医学書院、1993。
4 - JASPERS K. - *Psychopathologie générale*, 3e éd. (1922) trad. franç., Alcan, Paris, 1928. 内村祐之、西丸四方、島崎敏樹、岡田敬蔵訳「精神病理学総論」岩波書店、1953。
5 - FALRET J.P. - *Des maladies mentales et des asiles d'aliénés*, Baillière, Paris, 1864, reimp. Sciences en situation, Chilly-Mazarin, 1994.
6 - LEGRAIN M. - *Du Délire chez les Dégénérés*, thèse, Paris, 1886.
7 - BAUDELAIRE Ch. - Du vin et du hachisch comme moyens de multiplication de la personnalité (1851). *Œuvres complètes* (T.I), Paris, 1966.
8 - SURIN J.J. - *Triomphe de l'amour divin sur les puissances de l'Enfer et Science expérimentale des choses de l'autre vie* (1653-1660), Jérome Millon, Grenoble, 1990.
9 - GRIGNON J. - *Expérience mystique et hallucination* (T. II). Thèse, Louvain, 1994.
10 - JANET P. - *Les obsessions et la psychasthénie*, 2e éd. Paris, 1908.
11 - MAYER-GROSS W. - *Selbtschilderungen der Verwirrgheit. Die oneiroide Erlebnisform*, Springer, Berlin, 1924.
12 - BLEULER E. - *Dementia praecox oder Gruppe der Schizophrenien* (1911), trad. franç. A. Viallard, EPEL-GREC, Paris, 1993. 飯田 真、下坂幸三、保崎秀夫、安永浩訳「早発性痴呆または精神分裂病群」医学書院、1974。
13 - DUGAS et MOUTIER - *La dépersonnalisation*, Paris, 1911.
14 - MAYER-GROSS W. - *On Depersonnalization*, Britisch J. of Med. Psych., 1935,15,103-126.
15 - FOLLIN S. - Le processus de dépersonnalisation, Premier Congrès Mondial de Psychiatrie, Paris, 1950, CRT, pp. 209-231, et *Vivre en délirant*, Les Empêcheurs de penser en rond, Le Plessis Robinson, 1992.
16 - AJURIAGUERRA J. de et HECAEN H. - *Méconnaissances et hallucinations corporelles*, PUF, Paris, 1952.
17 - MERLEAU-PONTY - *Phénoménologie de la perception*, Gallimard, Paris, 1945. 竹内芳郎、小木貞孝、木田 元、宮本忠雄訳「知覚の現象学」みすず書房、1974。
18 - MINKOWSKI E. - *Le temps vécu*, D'Artrey, Paris, 1933. 中江育生、清水 誠、大橋博司訳「生きられる時間」みすず書房、1972。
19 - BINSWANGER L. - Das Raumproblem in der Psychopathologie, *Zeistch. f.d.g. Neuro*, 1933, 145, 598-647.
20 - SARTRE J.P. - *L'imaginaire*, Gallimard, Paris, 1940. 平井啓之訳「想像力の問題」人文書院、1955。
21 - HOCH, CETTEL, et PENNES - Effects of Mescalin and hysergie acid (LSD 25), *Amer. J. of Psych.*, 1952, 108, 579-584.

Ⅳ 意識

　最も有名な著書**意識**の初版（1963）(1) の序文で、アンリ・エーは、彼の研究成果と関連して進むために直面している2つの問題に解答する必要を指摘している。

　1^0) 自分の経験の現実を生き、また自分が世界の中心の人間であるという、この意識存在の二重性は何に対応するのか？

　2^0) 常に《意識的になる devenir conscient》である**意識存在 *l'être conscient***の統一性とは何か？

　第3番目も重要な問題で、《精神病理学的事実において提起され、ある意味で姿を見せる、「意識存在と無意識の関係」という問題である》（1 p. VIII）。エーは、**エチュード Etudes** の第3巻を締めくくるエチュード第27番で、要するに、かなり古典的なやり方で答えようと試みたのであった。すなわち《意識の構造と構造解体》である。このテクストと《意識》の初版のものと比較すると、それぞれの部分の展開と、特に、それらの配列に最初の変更がすでに行われていることがわかる。なぜならば、発展した4つの部分は同じであるが、2つの議論の順番が違っている。さらに、**意識**の初版は評判がよく、すぐにドイツ、スペイン、日本で翻訳され、エーは1968年に増補第2版を出版する。この間にフランス思想史では、考え方が根本的に変わる一連の事件が起こった。メルロ-ポンティの死後の出版 (3)、ポール・リクールのフロイトに関する試論の**フロイトを読む De l'interprétation** (4)、J・B・ポンターリスの**フロイト以降 l'Après-Freud** (5)、ミシェル・フーコーの**言葉と物 Mots et des choses** (6)、そしてジャック・ラカンの**エクリ Ecrits** (7) などが登場した。ついに1966年に、**無意識**についての第6回ボンヌヴァル討論会の報告とそこで発表されたテクストが、出版され (8)、これは最も差し迫った第3の問題への解答の助けとなった。

　《意識》の第2版は、ジョン・H・フロドストロムによって英訳され、1978年に、米国で出版された（エーの主著の中で英訳された唯一のもの）。これによって、エーは英語圏で精神科医よりも哲学者として有名になった（9）。この英語版のエーの序文は、日付が1976年の12月になっているので、おそらく彼が執筆した最後

のテクストである（9）。

エーは、彼の《小著》が、哲学者にはあまりにも精神医学的であり、精神科医にはあまりにも哲学的であることを案じていた。しかるにこれは、まさしく、臨床から哲学的思考への、そしてその逆への終始一貫した照合であり、それぞれの古典となった。それゆえ私たちはここで、一定の読者にふさわしい基準のテクストを要約するのではなく、そのテクストがエーの思想の決定的な転換期を示し、それを介して、フロイト以降に始まった事柄の議論における、精神病理学的考察の始まりとなっていることを明らかにしたい。

《意識存在》というタイトルの第1部は、エーによれば、1968年の時点でこの著作そのもののタイトルとなるはずであった。この第1部は、意識の定義の問題に哲学的根拠で答える対照的2部作（diptyque、訳注：古代ローマの2つ折り書版で板が2つ折りになっていて、蝋引きされた内側に文字などが書ける）を形成している（1 pp. 1-41）。

意識存在の力動的な構造化の研究の中で、エーは仮説として、意識存在とそれらの関連を2つの様式として考察したことをまとめている。

《a）意識の基本構造として生きられた経験の現実化... 意識は、生きられる時間の現実化の中に表象の空間を導き入れる。

b）自我構造としての意識存在の現実超越 transactualité ... ここで自我は、他者の意識の中で自己の意識の反省的形として現れる。基本的意識は領野的構造を有しているのに対して、自我は、絶え間なくその存在を固有の運命として始めと終わりに結びつける軌道（価値論的）にそって、過去に没頭したり、未来を目指したりする。》(p. 39)

アンリ・エーが述べている、ウィリアム・ジェームズ（1842-1910）やアンリ・ベルクソン（1859-1941）のような哲学者の説は、やがて起こる現象学と構造主義の対立、またそれらの異なる流れの間の2つの思考体系の内部で起こる対立を告げているように見える。ウィリアム・ジェームズの経験論あるいは経験の哲学が、**心理学の原理 Principles of Psychology** の《意識の流れ The stream of consciousness》の章の始めで、**プラグマティズム**のためにベルクソンの書いた序文に基づいて紹介される（DSM-Ⅲの作成チームの委員長は、哲学的参照文献のない精神医学マニュアルを初めて編集することに成功したことを誇っているが、

IV 意識

おそらく彼は純然たる経験論とプラグマティズムを知らなかったので、精神障害の分類を構成するとき、それと知らずに哲学に頼ったのであり、またそうせざるを得なかったのである）。

現在野 champ du présent あるいは意識野 champ de la conscience の概念に関する現実そのものに基づくベルクソンの哲学は、エーのシステムの基礎となっている。それは、ベルクソンのテクスト**意識に直接与えられたものについての試論Données immédiates de la conscience**あるいは**物質と記憶Matière et mémoire**によると同時に、メルロ-ポンティの遺作に基づいている。すなわち《存在は「自我に対する」観客であるが、しかし逆に観客も「存在に対して」いるという、存在と自我の間の（鏡のような）回路は確立されなかった》（3 p. 233）。

エーが、フッサールやハイデッガーに基づいて考察した意識の現象学についても、同様である。

現象学的立場として、意識の完全な主観性以上に奇妙なものはないとしても、意識の根本的な主観性は、フッサール自身のテクストよりも、フッサールの**イデーンⅠ Ideen I**のポール・リクールによる翻訳と紹介と、新たにメルロ-ポンティの遺作のコメントに基づいた注釈によるものである。エーは、現象学の目的や方法──還元（エポケー）を提示する。それは、主体の彼自身への転換であり、基本的な意識の自然の姿と構成の限界から解放されることである。《純粋意識の構造は、すなわち「構成」（その**原構成 Urkonstitution**）であり、「志向される対象の側面」（ノエマ）と意識の「志向そのものの側面」（ノエシス）との相関である。リクールは、ノエマは意識の対象的側面であり、ノエシスは主体的側面であることを強調する》（8 p. XXII）。ところがフッサール自身は、次のように述べた。《身体のない意識が考えられることは確かであり、逆説的にそれが、心のない非人格に見えることも確かである》、しかしまた、《意識は最初にそれ自身で絶対的意識として現れて、次に、自然的世界に挿入されるところの心理学的意識として、その相関において現れる》。このことを、エーは先験的意識を心理学的意識に組み入れることであると読み取っている。こうしてエーはメルロ-ポンティに至る。メルロ-ポンティによれば、《先験的自然、すなわち自然主義の物自体と精神の内在性の間には、明らかに何物かがある。「この何物」とは身体であり、自我と物との間を**結び合わせる物 vinculum**、そしてまた私の意識を他者に結びつける「相互存在 comprésence」である》。かくしてエーは、次のように結論を下すこ

63

とができる。《私たちの考えでは、フッサール現象学の生きた意味は、意識存在に固有な精神性を*受肉 incarnation* するということである》(1 p. 66)。

エーによると、《ディルタイは、「実存するもの」の中に、**物としての*存在*と主体としての*存在***の間に、***存在と魂***の区別を導入した。すなわち、意識（あるいは生命）と物の異質性の原理は、現代の思想の一種の支配的概念である... ***現存在 Dasein***（実存する主体の存在）に関して... 因果律は適用できない。そのことは物の存在（*Vorhandischkeit*）に因果律が適用できることと対立する...》。このことはまず、《意識》がハイデッガーの現象学では、分析の対象となり得ないということを理解する上で最も重要であろう。なぜならば存在、外観、および意味は一種の分割できない統一性を構成し、その背後には、何ものも存在し得ないからである。したがって、実存する存在を示すためには、***意識 Bewusstein*** ではなくて常に***現存在 Dasein*** が問題となろう...

実存的 existentiale 分析では、***現存在***（《その存在の中に閉じ込められた》物とは反対に）の不確実性が特徴であり、この不確実性が、本質をなす存在の様式である。それは実存的人間学の中心概念である。

この***現存在 Dasein*** は常に自己として現れる...

世界内存在 L'être dans le monde は、ハイデッガーの分析で遭遇する最初の実存論である。

しかしこの《世界内存在》の主体とは、何であろうか。

《自己性は現存在に属する。しかし世界から切り離された純粋意識は、存在しない。自我は、他者とともにある存在である... ハイデッガーからすると、人間存在は時間化するもの、偶発的なもの、歴史的なものである、すなわち、歴史的空間と関連して開示される》(1 p. 69)。

これが私たちにとって、エーが、実存的分析および世界内存在と歴史の明示から取り出した本質的な構成要素である。たとえ《意識存在を、無限の可能性あるいは進展へと開いて蒸発させる》(1 p. 69)《存在論》には当惑するところがあるにせよ、エーは、意識存在と意識的になる Devenir conscient について彼独自の考え方を練り上げたのである。

ジャン・ポール・サルトルの**存在と無**《現象学的存在論の試み》(10) では、無は意識と存在を分ける距離として現れる。このように、サルトルが示したようなハイデッガーの存在論は、スコットランドの反精神医学者ロナルド・D・レイ

Ⅳ　意識

ン（1927-1989）に哲学的支持を与えた。レインは統合失調症を「ひき裂かれた自己 Le Moi divisé における存在論的な不安定」と定義し、1968年以来フランスでも有名である（11）。

　続いてエーは、**意識**で特にグルストヴィッシュの研究（12）に基づく《**ゲシュタルト心理学 Gestaltpsychologie**》の論文、およびエーのいう《**フランスの構造主義**》の論文（私たちがすでに述べたように「意識」の2つの版の間に出版された。エーの著作はそれらの論文に基づいている）について喚起している。これは特に、意識存在に関する場合、彼にとって構造であるものを対照的に定義するのに役立っている。

　《...「ゲシュタルト心理学」は、「公式化」された論理数学的モデルへ徐々に移行していったので、体系的に本書の目的からそれるために本書の目的として使用できない... すなわちゲシュタルト心理学は、意識存在の組織化された構造を神話的とみなしているのである。》

　この文化-哲学的動向について、《フランス構造主義》である新-論理実証主義は、逆説的であり、深層心理学と組み合わされているが－それに従わない－《深層心理学... 一般に主体の心的構造の概念そのもの、特に、その意識存在の構造の概念そのものはいかなる意味も持ち得ない》（1 p.70）。

　エーは、**幻覚概論 Traité des hallucinations** の用語集でこの問題を次のようにまとめた。《構造および構造主義：『構造』という用語の使用は、心理学的原子論に対する反論に用いられている。構造概念は、全体の中に関連づけられた部分体系の概念を意味し、それらの変形の後も存続している... 数学的構造は、体系の一貫性あるいはその維持、すなわち、操作する人の思惟と同形の操作に適用される論理的操作行為とモデルに相当する。言語学では、構造は本質的に言説の共時的組織化である（R・ド・ソシュール）が、変形構造主義に対する疑問が起こる（N・チョムスキー）。心理学や精神医学では、2つのタイプの構造に分ける理由がある。1つは力動的かつ志向的なものであり、ディルタイとブレンターノの意味との関連で要素全体を整理して、「**行動心理学 Aktpsychologie**」と「**ゲシュタルト心理学**」を推進する。もう1つは、アルゴリズムで表現できるもの、あるいは形式主義であり、固有の客観性の中でとらえた恒常的な形を出現させて...「構造主義者」は、それらを純粋な象徴の組み合わせとして、処理することになる》（p.1448）。

　エーは、精神構造に関する形式主義的構造主義と意識存在の違いを出している。

そこで彼が、構造概念を通じて目指しているものは、組織化の*生物学的*概念である。この組織化という用語は、言説の通時的組織化の用語と関係する。《言語化された思考の時制と叙法の系列全体(その動詞の活用そのものは、意識存在の様々な形態を示す)はもちろん、不透明で欠落している言説の中に、それが表現できないものを隠している。私たちは、この観点から、意識存在の諸構造、その無意識との諸関係、およびそれによって主体が通りぬける諸様態そのものを検討することになる...その人の心的組織化が教養によってその自然を超えるときに、その人自身の意識となり、自我である第2の自己となる》(1 p.72)。

エーは、精神病理学的研究によりこの組織化を明らかにできると考えている。すなわち生きられた現実の、意識野の構造解体である。それは、私たちが前の章で示したように、共時的構造を示す急性精神病で観察され、そして次の章で検討するように、人格のヴェザニー性組織化すなわち慢性妄想病、その共時的構造が構成する構造解体で観察される。

それゆえ、エーは、**意識**の第2部で、すでに**エチュード**の第3巻で扱った意識野の現象学的精神病理学、すなわち、生きられた現実の現象学的精神病理学の概略を再び述べている。彼は、その時から、精神現象学の知識について出版され捧げられた研究の解説を加えている。すなわち、見かけは関係ないように見えるが、ジュリアン・ド・アジュリアゲラの指導の下に行われたメスカリンの実験で着想を得たアンリ・ミショー(1899-1984)の研究(13)、そしてフーベルトゥス・テレンバッハ(14)の研究である。また、彼が、1956年のマドリッドの世界精神医学会で報告した**睡眠と夢における意識解体** La dissolution de la conscience dans le sommeil et le rêve について、いくつかの考えもそこに組み入れている。このテクストはエーの目からすると重要であり、そのことは、彼がそれを1970年の**レヴォリューション・プシキアトリック** *L'Evolution Psychiatrique* (14)誌に新たに掲載し、**意識**の第2版を参照して記載したことからわかる。同様に、この研究でエーはすでに、《近刊予定の》**幻覚概論**の展開のいくつかを予告している。

けれども**意識**で、意識野の概念を規定することになる意識の構造解体の臨床を扱った部分の後に、この本の第5番目に、100頁(p.153-253)にわたる長い章があるのには驚かされる。この章では、《脳／意識 *Brain/Consciouness*》の相関関係の生理学的知識の現状分析が述べられている。エーは、病変や神経生理学的

な侵襲による、精神疾患を含む精神疾患全体にまで広げられた《意識存在の組織解体の一般相対性理論》を提唱するまさにそのときに、脳／意識の関係の問題について神経心理生物学の側からの反論を無視していないことを示そうとした。

その時以来、特に、最後の数年には、卓越した生物学者たちが意識を構成する哲学的謎に貢献をもたらし、答えたのであった。すなわち、ノーベル賞のフランシス・クリックの**驚くべき仮説 The Astonishing Hypothesis**、D・C・デネットの**説明された意識 La conscience expliquée**、およびその問題を検討する G・M・エーデルマンの**明るい空気、輝かしい火：精神の問題について（脳の進化の生物学）Bright Air, Brilliant Fire : On the matter of mind**（16）などである。エーデルマンの著書では、エンペドクレス（死去紀元前 499 年頃）を援用している。私たちは、**今日の臨床におけるアンリ・エーを手がかりとする意識の場所**（17）についてのコンファレンスで語ったことを引用するにとどめよう。これは、私たちが、フランス精神医学会に招待され、1994 年にリヨンで発表したものである。

第 3 部《自我あるいは自己の意識存在》の、第 1 章《自我の変容から異常へ》は、精神疾患が確固とした人格体系を変化させ疎外させるという意味で、《「慢性」である「精神疾患」にさくつもりだった、**エチュード Etudes** の予備的な粗描にすぎないと、エーは述べている》(1 p. 259)。この有名な第 4 巻は執筆されずに終わったが、それについては、第 5 章で、エーの業績の中でいわば代わりとなるものを検討することにしよう。

それと同時に、エーの自我の定義、《自己の意識存在》を取り上げよう。エーにとってこの意識化の問題は、自己‐組織化 auto-organisation であるということである。エーは、この自己構築 autoconstruction、すなわち人格の理論を検討し、またそこでそれらの理論について人格の精神病理学に当てたエチュードで詳説すると予告している。しかしエーは、人格の《基本 élémentaristes》理論、すなわち、人格を基本的決定因子（生物類型学 biotypologie、性格学 caractérologie、社会原性 sociogénique あるいは文化的基底）に還元する理論や、人格の個体発生的かつ構造的力動的理論、発生論（アンリ・ワロン、ジャン・ピアジェ、ピエール・ジャネ）などについては手短にしか述べていないけれども、自我の起源と機能に関する精神分析学的理論は詳細に述べている。エーは、エチュード第 6 番で、1900 年から 1938 年までのフロイトの著作に見られる自我理論の発展については、以前に取り上げたことがあるが、それを再度取り上げているだけでなく、

この審級 instance の自律性 autonomie をめぐって、フランスの精神分析学者の最も新しい議論を取り上げている。すなわち、ダニエル・ラガシュが**精神分析と人格の構造**（18）に関する 1960 年のロワイオモンの国際学会で行った報告、この報告に関するジャック・ラカンのコメント（19）である。しかしまたハインツ・ハルトマン（1894-1970）とポール・フェダン（1871-1950）の《自我心理学 Ego Psychology》も取り上げている。すなわち中央ヨーロッパの追放の考え方である。この問題について、エーの言及したことは、精神分析に対する立場について述べる際に再び取り上げることにしよう。いつもの徹底したやり方で、エーは、アングロサクソンの力動的人格心理学 personnologie dynamiste やドイツの構造主義的理論をぬかりなく再び取り上げている。それから人格について、人格主義的 personnalistes 考え方や人類学的考え方、そして特に、エマニュエル・ムニエ（1905-1950）を取り上げている。たとえムニエが、自我と**現存在**の実存的関係についてのハイデッガーの考え方や、《人間は自由の刑に処せられている》という、**対自存在 l'être pour soi** を特徴付ける自由そのものの相対性に関するサルトル Sartre の考え方を共有していようとも、最終的には、エーに最も近い思想家である。これらの長い哲学的前提を通じて、エーは、固有の自我とその構造的組織化の考え方を推し進めることができた。《自我、すなわち誰かであることは、「完成」されたものではなく... たえず*作られるべき*ものである。自我、すなわち実存する誰かを構成するのは、たえず所有と存在へと連れ戻す生成の運動、時間性である》（1 p. 336）。

エーはこれらの理論から、それぞれの理論には自我の構成と構造的組織化、すなわち《*形成される自我* Personne se faisant》について固有の真実があると結論づける。彼にとって病理学的モデルは、**この意識存在の通時的あるいは歴史的構造の実在性**、すなわちこのように理論化しようとする意識の第2の構造的次元を保証するか、さもなければ明らかにする。そもそもこれらの理論モデルは、彼の思想の特徴に従って、フランスの精神医学の中心概念と一致しており、臨床を通じて証明されることになる。

自我の個体発生、その《世界》の構成、人格の考え方は次のことを明らかにする。もし意識存在の基本的構造が、意識野の構造、すなわち生きられた現実の基本的構造であるとすれば、この共時態 synchronie に通時的構造、すなわち歴史性の構造を付け加えなければならないということである。この自我の力動的構造

は、身体、言語、その世界の構成および人格も含んでいる。《それゆえ意識存在は、単一でも等質でもない。すなわち、それは1つの「審級 instance」あるいは「機能」には還元できない》（1 p. 363）。意識存在の2つの様式（意識野における何かの意識存在、および誰かであり、自己自身であり、自我であるという意識）は、全体的な組織化を決定する相互関係と従属関係を保っている。《この組織化の法則は、**意識野は自我の形成にとって必要条件ではあるが十分条件ではない**ということである... 自己を意識することは、所有を超越する存在として、現実の経験の意識存在を包み込むのである》（1 p. 366）。

しかしエーは書いている《私たちが、述べてきた意識することの構造は、無意識を排除した心理学... ではないし、そんな心理学を正当化できるものでもない — あるいはまた同じことになるが — そんな心理学は意識存在をその無意味な様態のひとつに単純化することである》（1 p. 367）。彼はさらに、無意識の問題について**意識**の第4部で論じている（pp. 367-414）。これは、1960年に**無意識**に関するボンヌヴァルで行われた第6回討論会の、1966年発行の報告に基づいて書かれたものである（20）。この長い遅れは、様々な報告者同士の対立した激論を正確に報告することが難しかったことを意味している。さらに、彼らの幾人かは、執筆したテクストで、発表内容あるいは議論における口頭の発言内容を変更し修正したので、現在の読者は、フロイト主義後のフランスのフロイト主義者の始まりを特徴づけた、サン・フロランタン大修道院における論争について、正確に理解することは難しい。エーの後、哲学者や精神病理学者よりも、精神分析学者同士で多くの対立が生んだ不毛な論争は、スコラ哲学的な疑問を提起した。すなわち、《無意識は心象あるいは言葉から生じるか？》（1 p. 409）。

このことは無益ではない。なぜならば、アンリ・エーや論争者の多くの発言は、意識と無意識の関係の問題を提起しているからである。このように、それらの発言はこの討論会そのものとまではいえないが、その問題をめぐって組織された軸を構成している。すなわちこの著作は、意識と無意識の関係の問題が、どのように構成されているか、その構造がどのようなものであるか、それはどのようにして論理的、すなわち**意識**がどのように入れ替わった構造として見えるか、どのようにして欲動から出発して哲学的思考にまで達するかを想起させ、説明しているからである。

実際、アンリ・エーとアンドレ・グリーンによる序論の後、《欲動と無意識》

という題名の第1部には、セルジュ・ルボヴィシとルネ・ディアトキーヌの《無意識に関する2、3の覚え書き》が収録されている。この2人の論文は、発表してから数年たっているので、1965年の時点では、発表当時とは異なっていると注記している。第2部は、《言語と無意識》という題の最も重要なもので、2つの報告からなっている。すなわちジャン・ラプランシュとセルジュ・ルクレールの《無意識-精神分析学的試論》(このテクストは、1965年のあとがきでは1959年のものと同じであると前置きがある)、およびコンラッド・スタインの《言語活動と無意識》である。メルロ-ポンティ(その発言は、彼の死後、J・B・ポンタリスがまとめた)、アンドレ・グリーン、トスケル、ユージェーヌ・ミンコフスキー、H・ルフェーヴルおよび、特にジャック・ラカンが討論したのは、これら2つの報告についてである。このテクストについて、アンリ・エーは次のように述べている。《それらの重要性から討議全体の中心となった数々の発言をまとめている。

ジャック・ラカンは、私の要請で1964年の3月に執筆した頁で、発言を整理して要約している》(20 p. 159)、それから1966年に、《無意識の位置》の題名で**エクリ Ecrits** に採録した。そしてエーは、《私たちとすれば、時がたってしまって、当時の状況を仲間うちの調査でまとめたテクストによる記載に変えてしまったかもしれないが、読者はお許しいただきたい》(7 p. 82) と付け加えている。

クロード・ブランの発表《現代の神経生物学的観点からの意識と無意識》に対する討論は、かなり公平であったようである。もっともそのことは、レリ女史、ジョルジュ・ランテリ-ロラ、ポール・ギロー、ルネ・アンジュルギュ、ユージェーヌ・ミンコフスキーおよびアンリ・エーその人の発言の調子によって判断されているのではあるが。この点については、討論会と出版との間に発表された研究から判断される。クロード・ブランは、《無意識あるいは人格の非-我》[1] (22) を論じたスヴェン・フォランと共に、《無意識と精神病理学の問題》(21) について、論ずることを保留した。

この討論会での最も興味深いテクストの1つは、アンドレ・グリーンによるエーとフォランの説についての討論である。グリーンは、私たちの師の思想の同じ命題あるいは対立する命題について論じている。《ジャクソンの思想を知ったこと

---

1 S・フォランのテクストは、《アンペシュール・ド・パンセ・アン・ロン Empêcheurs de penser en rond 》(1992) の編集による彼の選集《妄想に生きる Vivre en délirant》に再録された。

IV　意識

あるいは彼の考え方を採用したことによって、フロイトは自分の体系に大きな一貫性を持たせることができたという主張は、根拠がない。

　精神病理学だけが、無意識への入り口を開くと断言するには抵抗がある。いわゆる正常といわれる人と病気といわれる人をはっきり切り分けることは、どちらの理解にも有害である。

　無意識が意識の構造解体によって明らかにされるという命題は、部分的にしか弁護できない、すなわち、利点もなく、特異的でもない特殊な資格としてしか弁護できないのである。離人症や幻想の例がそのことを証明している。夢は無意識への王道であるが、この点に関してフロイトとアンリ・エーの解釈は、事実上正反対である。アンリ・エーにおける意識のフッサール的考え方は無意識の障壁にぶつかる。

　自動‐構築され、統一された自我の審級によって整えられた無意識の命題は、自我‐私 Moi-je の対立の枠内で、意識‐無意識の対立を繰り返す命題と同様に、同語反復と規準確立の袋小路へと導くのであり、葛藤と関連する問題と疎外の問題を理解できないものにする。フロイト主義者の欲望の考え方は、それに解答を与え、理性の原理の最上の説明となっている》(23)。

　アンドレ・グリーンは、その著作《構造と歴史の対立に直面する精神分析》で当時の議論を再び取り上げた (*Critique* 1986 年 7 月)。彼によれば、《フロイトのメタ心理学は、最も完全で最も一貫性がある。それは、いろいろな症状の間にどんな断絶も作らず、精神の構造的様式を例示して、真理を明らかにすると同時に超克を保証する》(23 p. 333)。

　ジョルジュ・ランテリ‐ロラもまた討論に参加し、エーの思想に対して《意識の構造解体として、あるいは人格の構造解体として説明される精神障害は、精神科医に精神分析的認識の例証にかなった状況を提供できるが、これだけで、精神科医に直接無意識を発見させるには決して十分ではない》と応じている (20 p. 341)。

　エーは、これらの反論者に執筆中の著作で答えることを告げている。これについては、第 5 部の《意識的になること》について述べられていることを振り返ってみよう。

　《無意識の社会学的モデル》(アンリ・ルフェーヴル)、《無意識と社会》(コンラッド・スタイン) あるいは《無意識と哲学思想》[2] (アルフォンス・ド・ヴァーレンス)、

《無意識の問題と現象学的思想》（ジョルジュ・ランテリ-ロラ）およびポール・リクールの《意識と無意識》は、あまり議論を呼ばなかったようである。もっともリクールは、《意識の問題はまた無意識の問題と同様にあいまいである》と注目させ、ボールをエーに送り返し、一方を他方から明らかにするようにうながしている。

　意識の第5部で、エーは、アンドレ・グリーンの挑戦に応じ、フロイトが**心的装置**と呼んだものの構造を説明し、フロイトの理論の自我の個体発生を完成し、要するに修正して、それを**心的有機体** *l'organisme psychique* と名づけている。この構造的組織は、本質的に力動的であり、意識 Cs と無意識 Ics の関係の構造的組織である。この分析は、まず所有のカテゴリーでこれらの関係を示している。《… 意識存在が、無意識 Ics をその特性の外に締め出すのは、それ自体を自ら構成する（意識的になる）ことにあり、たとえ意識 Cs が、無意識 Ics を意のままにできないとしても、意識存在は、それ自体の奥で、無意識 Ics を意のままにするのである》(1 p. 416)。この関係は、意識存在の2つのカテゴリーで明らかにされる。1つは、**現実原則** *loi de la réalité* に従う意識の現実のカテゴリーであり、《無意識は意識野の裏面である。無意識は意識に属すべきではないために、意識から排除されるものである》(p. 417)。意識存在について、エーは、これらの関係を理解するために、次のことを考察すれば《必要かつ十分である》と書いている。《1°) 意識存在は、自我と自我理想（いわゆる超自我）を包含する、2°) 無意識は、エスとそれらの反対欲動（死の本能と『下位自我』、厳密にいうと、これを超自我と呼ぶのは誤りである）から構成されている》(p. 421)。

　このような観点が受け入れられるとすれば、陽性と陰性の弁証法によって、心的存在の構造を説明することは、比較的容易である。《無意識 Ics は… 実際、抑圧の陰性効果としてではなく、その存在の陽性面において考察され、意識存在の秩序に反抗するもの（エス Ça）の領域として現れる。意識存在は、《無意識を排除する所有権を行使することである（これは**意識存在の陰性の機能**である）》(1 p. 422)。この点は、ジャクソンの意識解体による陰性とはもはや関係ない。エーは、ここで《有機体の組織化とは… この集合の2つの部分集合が相互に従属してい

2　ド・ヴァーレンスは参照として、このシンポジウムの後で、ジャン・ラプランシュの編集した、ジャン・イッポリトの論文《ヘーゲルの現象学と精神分析 Phénoménologie de Hegel et Psychanalyse》を示している (24)。

ることである》(1 p. 423) と説明している、要するに、無意識の陽性構造は、弁証法的に、意識存在の構造の陰性面と関連している。これは機能の階層性ではなく、統合概念によっている。**幻覚概論 Traité des hallucinations** の中で、なぜシェリントンの概念が、ジャクソン理論による力動論で論じられているかがわかる。それらの概念は、ジャクソン由来のものではない。《... 統合機能は、H・ジャクソンやシェリントン以来、神経生理学でいわれているように、本質的に*抑制的*であり、あるいはこれから説明するように、*陰性機能*であるといえる。それは、まさに、心的存在の存在論的構造ばかりではなく、フロイト的理論づけによって、明らかになることではないだろうか？》(1 p. 425)、《... しかしながら、否定(無意識)として指定されたこの存在の陽性面は、存在の構造と必然的に対立する... この陽性面の陰性面の構造に対立するのである。それによって－フロイトにとってさえも－意識存在は、否定すなわち *Verneinung* の場所として現れる。否定の機能は、無意識 Ics の幻想的諸力を意識 Cs の諸形態に従属させることであるからである》(1 p. 427)。

奇妙なことにエーは、脳と思考の同型性 isomorphisme について、コラーのいう問題を解決するために、神経系が論理的に組織化されていることを示すために、精神現象学的哲学者たちが、人間の存在論について語ることを引用している。

サルトルはすでに、《無を世界に来たらしめる存在は、その存在自体無でなければならない。人間存在は、自由な存在であるがゆえに、自分自身から引き離されている「否性 négativité」の存在である》としている (10)。

しかし、特にポール・リクールは、《彼は、死の欲動の問題(フロイトは、否定と同一視している)における、破壊について自問するとき、... まさしくこの機能的様式、この*否定性*が、意識の機能そのものであることを発見している〔エーにとって、これは、非常に重要な発見である〕》(1 pp. 429-430)。

フロイトを読む Essai sur Freud で、リクールは、《*否定 Die Verneinung*》について自問している。《しかしそれはどんな否定であろうか？ 厳密にいうと、無意識の中にはないものである。無意識は、否定も、時間も、現実機能も含まないことを想起しよう。したがって否定は、時間的組織化、行動の調節、あらゆる思考過程や現実原則そのものに含まれる運動制止などと同じ意識 Cs 系に属している。それゆえ私たちは、予想外の結果に出くわす。欲動には属さないが、時間や推進力の制御や現実原則と共同して、意識を規定する否定性が存在する》(4 pp.

308-309）。

　否定の第 2 段階は、現実の吟味と関連している。この新しい機能は、前の役割の結果としてある。実際、私たちは、《意識的になること》の諸条件と《現実吟味》の条件が、同じであることを心得ている... ところが否定判断は... それが《終わりの現実自我》（*endgültiges Real-Ich*）によって、《始めの快感自我》（*anfängliches Lust-Ich*）の観点を超えるときだけ、真の現実判断となる（4 pp. 308-309）。

　アンリ・エーは、これが、意識存在の統合レベルの高度な構造、あるいは存在論的構造の現象学的モデルに関する神経生理学的モデルであろうと推論している。すなわち、《**これは、自己否認を否定することでしか自己自身を肯定できない、矛盾あるいは否定の存在である**。この意味で、それはまさに、無意識存在の逆そのものであり、矛盾項である》（1 p. 432）。

　このように、心的組織の陽性構造（Ics）と陰性構造（Cs）の相補的理論を証明した上で、エーは、この観点からそれぞれの説明を試みることができる。

　意識存在の否定性の機能は、自我の組織野と自己 Soi の意識野の構成と同様に、意識野の構成にも現れる。《この存在は、他者ではなくて他者のようであり、一人であるが他者との関係にあり、客体化されるが絶えずこの客体化の主体そのものであり、その構成では常に自我存在であり、しかも死をもってしか終わることはないので、私たちそれぞれがあらねばならない最も不確かな存在なのである》（1 p. 439）。エーは、クンデラが存在の耐えられない軽さと命名した見方に、サルトルも加えて、《自己の意識存在あるいは対自存在は、その存在の意識の否定性に満ちた存在である》という（1 p. 431）。

　しかし《この意識存在の共時的機能はその通時的機能と連接する。通時的機能とは、歴史的価値体系の中に、その世界における人格の同一性を統合する機能である。この統合は本質的に次のことを意味する。この自我以外のすべての存在者 étant（残り全部の無意識あるいは他者）は、それを構成する自我系と葛藤せざるをえないということである。しかし、次のことは明々白々である。現実の統合システムの組織化そのものとして、この意識存在の陰性的機能あるいは否定的機能は、そこに含まれる弁証法的働きによって、*この無意識の否定を現実と客観的世界と自我の肯定に変える*》（1 p. 443）。これは、疎外された自我あるいは人格のヴェザニー性組織化を通じて、意識存在の通時的構造解体をはっきり示して

74

いる。無意識の根源にある肯定性 positivité は、《無意識存在が「能動相 conatif」であるということである》。この用語は、エーによるとほとんど使われないが次のようにはっきり定義されている[3]。《この能動相 conatif はまさしく、この存在の領域のエネルギー発生の性質を内包している。…なぜならば、フロイトが真の無意識（一般に認められていない）を発見したのは、いわば一般にいわれている無意識（一般に認められている）に「抑圧されたもの refoulé」を付け加えたからである…　無意識は、単なる否定性だけではなく、本能の力を抑圧の力によって増加させる肯定性でもある…　*いいかえると、無意識は、それを抑圧する力の組織化そのものによってしか無意識として構成されないのである*》(1 p. 450)。

エーが図示しているところによると、《フロイトの3分説、エス、超自我、自我は…　2つの極（私たちは十分説明した意味で、肯定性あるいは Ics の極および否定性あるいは Cs 極と命名している）に還元される。それらの間で、心的有機体の構造が組織される…　実際 Cs は、Ics の肯定的作用に従わないで Ics を抑圧して、Ics の形態、いわゆる Ics のコンプレックスを形成する。この Ics はこの意味で、意識存在のひとつの属性であるということができたのである》。

エーが、このシェーマで示した Cs-Ics の関係の場所論と力学は、次のようである。《1°）意識存在の構造は Ics を枠にはめ、欲動の象徴的な表れであるコンプレックスの諸形態を強要することによって、エスにその抑圧の力を行使する　2°）Ics の全体を構成するのはエスであるが、リビドーと破壊本能 Destrudo という矛盾した形で構成されており、エスは、反エス（無意識の超自我と同じ）と有機的に絡み合っている》(1 p. 457)。

これは、発言としての言語、主体のパロールである。言語の構造は本質的に常に双方向的である。この双方向性は《Ics と Cs が結びつく特有な場所を構成し、そこで心的存在は構成される》。

3　しかしながら、私たちはあえて、ラランドの基本語辞典が示す定義に注目しよう。《共示 Connotation は、主意主義者解釈にしろ、知的解釈にしろ、どちらかといえば受け取ることのできる出来事として努力の概念を示す―スピノザの意味で使用されている、コナテュス（努力 conatus）と親縁性がある理由であるかもしれない。「おのおのの物が自己の有に固執しようと努める努力はその物の現実に他ならない」エチカ、第3部、定理7（畠中尚志訳、岩波文庫、2006）。Conatus, quo unaquaquae res in sue esse perseverare conatur, nihil est praeter ipsius rei actualem essentiam" Ethique III prop. 7.》

心的存在の組織の説明の終わりに、エーはこの基本的な点を考察している。言語機能の中で、また言語機能によって《意識的になる》ことである。それはまず、《無意識的になること》によって、欲することを明確にしてその言葉を作る、《無意識的であることは、意識存在が自己を放棄する、すなわち自分自身を他者としてとらえるための一種の様態である》。（ここでエーは、**幻覚概論**がこの命題を説明していることに注意を促している）。無意識は、常に必ず**他者の言語**として現れる。《せん妄・妄想患者 délirant に対して、彼ではないことを独語するか、あるいは「幻覚的に」語らせることにある、無意識存在のこの別の様態に... 関係づけるとすれば、無意識は、意識的な何ものかの出現にかかわっていないことは確かであるが... 真理に反するものの命題の中で作成された無意識の誤りを肯定することにかかわっている》（1 p. 463）。

　しかし、《無意識になること》は、その出現の条件そのもの、すなわち、無意識の表出と呼ばれているものにおいて捉えられざるをえない。無意識の表出は、本質的に象徴的である。《*無意識は言語のように構造化されている*といえるのは、このことによる。なぜならば、言説の裏面として否定として把握せざるを得ないからである》。しかしエーはこの点について、ジャック・ラカンの考えとはっきりと一線を画して考察し、かつ捉えている。《潜在性と潜在能力において、意識存在の機能に固有の語る機能を、無意識に割り当てることは... 難しい》。エーはこのことを、彼が次のようにいえば、ラカンは誰よりもよく理解するだろうと付け加えている。すなわちエーが、精神医学の著作の第 1 部でクレランボーの理論の機械論を批判したときに、今や構造主義的モデルに反対の立場をとらざるをえないとのべたことである。このことは、精神医学における唯一の大家であるラカンの**エクリ**において、次のことを確認したことを意味しているのではないか。すなわち、エーや私たちの目からすると、この双書 (25) にある**精神自動症**で示したように、**クレランボーの自動症**とラカンの無意識との間に親子関係があるということではないだろうか。

　《*無意識になること*が、（象徴的に表現することを認めて）Ics に語らせることであるとすれば、「意識的になること」は *Ics を沈黙させることである*》。ここでまたエーは、ポール・リクールが**フロイトを読む**の第 1 章で、象徴とその解釈に関するところを注意深くたどっている。《... 象徴は、二重の意味に対する言語的表現であり、解釈が必要である。解釈とは、象徴を解読するための理解作業で

ある》（4 p. 18）。象徴性は、精神による私たちと現実の間の普遍的媒介なのである... シーニュには二元性というよりも、2組の要因があって、それらがそのつど、意味作用 signification の一致を構成すると考えられる。まず、感覚的なシーニュの構造とそれが担う意味作用の構造的二重性（フェルディナン・ド・ソシュールの用語では、シニフィアンとシニフィエ）。もう1つは、シーニュの志向的二重性（感覚的であると同時に精神的、シニフィアンであると同時にシニフィエ）と、指示された事物または対象の志向的二重性である》。

それからリクールはずっとそのことを追って行き、論文の結びで、昇華の問題に関して、フロイト主義の目的論が不完全であることを明らかにしている（1 pp. 467-474）。エーによれば、《**昇華の過程は、意識存在の運動そのものである。それによって、意識存在は正確には、自由に使える、この媒介の中間的な立場としての象徴的装置のおかげで、無意識の肯定性から超越的意識あるいは自我 Egoの肯定性へと進む**》（1 p. 470）。無意識存在と意識存在の力動的な関係は、心的組織の中に組み入れられている。したがってこれらの関係は、《実質的に、意識存在をその無意識に縫い付ける構造そのもの》である言語構造そのものと分離できない... 人間存在のどんなカテゴリーあるいはどんな存在論的レベルにあっても、いかなる行動も、いかなる思考も、いかなる観念も、意識と無意識をはっきり分離することはないし、一方が他方を排除することもない... したがって、心的存在は、2つの部分に分割されるのではなくて、基本的に、《意識 - 自我 - 超越 - 理性》の系列の項や《無意識 - 自動症 - 本能》の系列の項によって共示される両極性組織を示す。

《意識存在の基本的な次元としての《意識野》と《自我》の区別もまた、部分的なはっきり区別される2つの機能を目指してはいない。その区別はむしろ、意識と意識存在の関連づけと同様に生きたもうひとつの関連づけの実在（レアリテ）（強調は著者）、**時間の中の関連づけ**に対応している。すなわち、心的存在がその世界の動静に組み込まれた空間的部分（意識野）に参加するとき、経験からわが物とするものと、心的存在がその歴史の中で彼自身でありたいもの（人格の軌跡）との**時間の中の関連づけ**である》（1 p. 473-475）。

エーがエチュードの項目で《意識は、それが「含む」無意識との関係でしか記述され得ない》と結論するとしても、彼はこの結論に、2つの基本的で相補的な問題を付け加えている。第1は人間の自由の問題である。第2は精神疾患である

意識存在の組織解体における自由の喪失の問題である。《第2を解決するには、第1の解決が要請される》。彼の研究は、すべて次のことを目指している。すなわち精神疾患が、意識存在の組織解体としてなぜ自由の病理を構成し精神医学の目的であるのかを証明して、人間の自由であるものを明らかにすること。

その上エーは断言する、彼が思いきって意識の問題、さらには意識存在の問題に挑んだとしても、それは次のことを強く感じていたからである。《人間は、狂う可能性があるにしても... それは、人間存在の組織そのものが、ただ狂気を含むと同時に抑制するからである》。2つの言葉−狂気と自由−は論争の通時態を刻印している。すなわち人間であることについて、アンリ・エーとジャック・ラカンは、2人の最初のテクスト(ラカンの博士論文、もうひとつはエーの**幻覚と妄想**で2人とも文献を参照しあっている)から、2人の最後の研究に至るまで論争が続く。

この論争は1946年の第3回ボンヌヴァル討論会まで続けられ、そこでなされたラカン報告は、**エクリ**の《心的因果性について》というタイトルで再び取り上げられており (7 pp. 151-152)、その第1部は《狂気の器質病論的理論、アンリ・エーの器質力動論批判》であり、そこで彼はヘーゲルの狂気についての概念の一般的な表現に含まれる、本質的な因果性を対立させている。ジャック・ラカンは書いている。《それゆえ狂気は、その有機的組織体の脆弱性の偶発的な出来事であるどころか、その本質において開かれた断層の不変の潜在能力である。

狂気は、自由に対する「冒涜」どころかその最も忠実な同伴者であり、影のようにつきまとう動きである。

人間存在は、狂気なしには理解されないのみならず、自由の限界として狂気を担わないならば、人間存在ではなくなるだろう》(7 p. 176)。

アンリ・エーは書いている。《私にとって... 狂気が人間の本性に内在的であるということは、ラカンが信じているような現実態ではなく、単なる可能態なのであって、狂気の潜在性からその実在に移行する条件の研究こそが、必要であるということである》(21)。

《狂気と存在は、生と死のように二律背反的である》(1 p. 483)。

20年後にエーが**意識**の最後で、これらの条件の研究、急性精神病に突然現れる条件、慢性妄想病に進行する条件などの研究による精神医学的知識について語っているのは、このやりとりのことである。アンリ・エーは、**精神医学概論**

IV 意識

Traité de Psychiatrie でこの知識をまとめた。精神医学概論は、彼が1955年に監修したもので、**レヴォリューション・プシキアトリック**のほとんど会員である、150名の共同執筆者によるものである。彼は多くの章、特に、《慢性妄想精神病概論（人格のヴェザニー性組織化）》や《統合失調症性精神病群》を自分自身で執筆した。これらのテクストについては、このすぐ後で述べることにしよう。エーは、ジャック・ラカンに対してパラノイアの章を取っておいたようである。ラカンが、これと同じ年の講義で、30年前にパラノイア精神病と人格との関連の論文と共に着手した研究を継続したセミナーが、その章に当てられたと考えられるのではあるまいか。いずれにせよ、これは《精神病の治療全体で重要な問題》である。ここでラカンは、《私たちが、アンリ・エーとの対話における発言と再び出会う問題点（後になって私たちのことに関心を持つ人々に対して、私たちがなぜこの問題を10年もの間未解決のままにしていたのかという理由を知ることはお任せしたい)》と述べている (7 p. 574)。1946年の対話は、1956年のこの指摘へと続き、それから、**無意識**に関する第6回ボンヌヴァル討論会の出版 (20) のときの、1966年の対話へと続いていく。したがってエーは特に、**精神医学概論**のテクスト、それから**意識**のテクスト、1936から1946年の基本的器質病説のテクストの出版の後に、長い隔たりがある。しかしながら彼にとって、《精神医学は、「器質力動論的 organo-dynamique」展望が精神医学的科学の方法論として創始する、まさしく**狂気の自然史**であり得るのである》(1 p. 484)。**精神医学概論**が、その他の医学の専門分野の中で、**内外科学百科事典**の中心的位置を占めているのは偶然ではない。その対象の事実、意識存在の組織解体、および方法あるいは少なくとも、その検討を可能とする視野について、独立した異なる専門分野を取り扱っているからである。

　エーは自問している。《この精神医学の対象が、実在であるかどうかを知る問題が残っている... しかしながら、精神病は厳しい現実の要請から提起されると考えられる... もし精神病の出現が、精神医学の知識についての私たち自身の歴史的研究で示したように... ひとりでに、文化的、歴史的要因によって条件づけられるとすれば、それ自体、あまりにも理性に酔いしれた人間性の「合理主義的」神話に頼ることはできないだろう。啓蒙主義時代は、精神医学は－詩人たちと同様に－狂った人達かもしれない、非理性的な燃え上がる運搬者たちを「阿呆船 Nef des Fous」の中に監禁することしか夢見ていなかった》(1 p. 487)。

私たちにわかっていることは、アンリ・エーが執筆した最後のテクスト、中でもその1つは悲しいかな未完成であったが、この「反-反精神医学的」精神医学の擁護が目的であった。医学史の中の精神医学誕生の歴史は「反-反精神医学的」精神医学をわかりやすく説明できるのである。

文献

1 - EY H. - *La Conscience*, 2e éd.（1968）Desclée de Brouwer, Paris. 大橋博司訳「意識」みすず書房、1969。
2 - EY H. - *Etudes*, Tome III, Desclée de Brouwer, Paris, 1954, 2e éd. 1960.
3 - MERLEAU - PONTY M. - *Phénoménologie de la perception*, Gallimard, Paris, 1945. 竹内芳郎、小木貞孝、木田 元、宮本忠雄訳「知覚の現象学」みすず書房、1974。
4 - RICOEUR P. - *De l'interprétation. Essai sur Freud*. Le Seuil, Paris, 1965. 久米 博訳「フロイトを読む」新曜社、1982。
5 - PONTALIS J.B. - *Après Freud*, Julliard, 1965.
6 - FOUCAULT M. - *Les mots et les choses*, Gallimard, Paris, 1966. 渡辺一民、佐々木明訳「言葉と物」新潮社、1974。
7 - LACAN J. - *Ecrits*. Le Seuil, Paris, 1966. 宮本忠雄、竹内迪也、高橋 徹、佐々木孝次訳「エクリ I」、佐々木孝次、三好暁光、早水洋太郎訳「エクリ II」、佐々木孝次、海老原英彦、芦原 眷訳「エクリ III」弘文堂、1972、77、81。
8 - HUSSERL Ed. - *Ideen zu einer reinen Phaenomenlogie und phaenoneurologischen Philosophie*, 3e éd. 1928, trad. franç. P. Ricoeur, Gallimard, Paris, 1950. 立松弘孝、別所良美訳「イデーン」みすず書房、2001。
9 - EY H. - *Consciousness. A phenomenological Study of Being Conscious and Becoming Conscious*, trad. John H. Flodstrom,（préface de Henri Ey inédite en français）.
10 - SARTRE J.P. - *L'Etre et le Néant*, Gallimard, Paris, 1943. 松浪信三郎訳「存在と無」人文書院、1956。
11 - LAING R.D. - *Le Moi divisé*, trad. franç., Stock, Paris, 1970. 阪本健二、志貴春彦、笠原嘉訳「ひき裂かれた自己 分裂病と分裂病質の実在的研究」みすず書房、1971。
12 - GURWITSCH A. - *Théorie du champ de la conscience*, Desclée de Brouwer, Paris, 1957.
13 - MICHAUX H. - *Les grandes épreuves de l'esprit*, 1966.
14 - TELLENBACH H. - *La mélancolie*, trad. franç., PUF, Paris, 1979. 木村敏訳「メランコリー」みすず書房、1978。
15 - EY H. - La dissolution de la conscience dans le sommeil et le rêve et ses rapports avec la psychopathologie, *Evol. Psych.* 1970, XXXV, 1, 1-37.
16 - EDELMAN G.M. - *Bright Air, Brilliant Fire : On the matter of mind*, trad. franç. *Biologie de la conscience*, Odile Jacob, Paris, 1993. 金子隆芳訳 「脳から心へ」新曜社、1995。
17 - GARRABE J. - La place de la Conscience, à la lumière de Henri Ey, dans la clinique d'aujourd'hui, *Ass. fse de Psych.*, Lyon, Nov. 1994.
18 - LAGACHE D. - Psychanalyse et structure de la personnalité, *La Psychanalyse*, n° 6, PUF, Paris, 1961, 5-58.

19 - Lacan J. - Remarque sur le rapport de D. Lagache, *La Psychanalyse*, n° 6, PUF, Paris,1961, 111-147.
20 - Ey H. - (sous la direction de) - *L'Inconscient*. Desclée de Brouwer, Paris, 1966.
21 - Ey H. - L'Inconscient et les problèmes psychiatriques in 20 pp. 257-289.
22 - Follin S. - L'inconscient ou le nonmoi de la personne in 20 pp. 291-312.
23 - Green A. - L'inconscient et la psychopathologie in 20 pp. 313-335.
24 - Hyppolite J. - Phénoménologie de Hegel et Psychanalyse, *La Psychanalyse*, 3, PUF, Paris 1957, 17-32.
25 - Clerambault G.G. de - *L'automatisme mental*. Préface de J.Garrabé. Les Empêcheurs de penser en rond, Le PlessisRobinson, 1992.

V 慢性妄想病

　エーは、**エチュード** Etudes の第4巻を慢性妄想病に当てるつもりであったが、結局出版されなかった。その理由は、あらかじめ意識の構造とは何かを知るための質問に答えようとすると、意識の構造解体の様式に関する理論的思索の時間を中断せざるを得なかったからである。エチュードの第4巻は、何らかのやり方で、《統合失調症性精神病群と慢性妄想精神病（人格のヴェザニー性組織化》(1)と題する章に取り替えられたのであった。それは、エーが、1955年に*内外科学百科事典 L' Encyclopédie médicochirurgicale* のために監修を引き受けた、**精神医学概論 Traité de psychiatrie** の中で、個人的に執筆するように確保していたものであった。このテクストは、アシャッフェンブルクの精神医学叢書の中のオイゲン・ブロイラーの精神医学概論のような概論の中でも真の概論である。これは、統合失調症概念と慢性妄想病との関係の問題に関して、エーの思想が徐々に深まっていった結果である。私たちが昨年編集した論文集（訳注1996年）では、**統合失調症・臨床的精神病理学的研究**の序文は論文集の中心部分をなすが、私たちはその序文で3つの時代を分けることを提唱した。すなわち、最初のブロイラーの時代、2番目のジャクソンの時代、そして最後は、彼独自の傾向を示すことになった器質力動論の時代である (2)。

　アンリ・エーは非常に早い時期から、オイゲン・ブロイラー（1857-1939）のschizophrénie の新しい概念を紹介しようと務めてきた。これは、ブロイラーの主張した、エミール・クレペリン（1856-1926）の*早発性痴呆 dementia praecox* に代わる概念である。1926年以降、エーはセーヌ癲狂院の内勤医であったが、勉強したばかりの**早発性痴呆あるいはスキゾフレニー群 Dementia praecox oder Gruppe der Schizophrenien**（1911）の翻訳の要約をタイプ印刷し、希望した当直室の同僚に5フランで配布した。なぜならば、驚くべきことに、ブロイラーの本の仏語への全訳は、私たちの同僚であるアラン・ヴィヤールによって、ようやく1993年に出版されたのであった (3)。

　エーによる要約は、サン-タンヌの研究会で、なおも第2次大戦の後まで流布し、《アナレクト》(4) 叢書で復元された。それは、《オイゲン・ブロイラーの構

想》という、もう1つのエーのテクストを加えてあるが、これは、意外にもフランス語の全訳の編者が率先してそれを掲載したのであった (3pp. 651-658)。エーはそこで、《1925年、私はこの有名な著作の翻訳にとりかかった。こうして私は精神医学を学んだ》と述べている。要約された翻訳は、《ヒューリングス・ジャクソンの原理からオイゲン・ブロイラーの精神病理学まで》が続いている。1946年のテクストについては、後で述べることにしよう。なぜならばそれは、エーの思想のジャクソニスムの時代への移行を示しているからである (6)。エーは、ブロイラーが何よりもまずいわゆる副次的と呼んでいる徴候の中で、妄想と人格に表れるものとして説明している Spaltung を、《分解 dislocation》と翻訳している。しばしばなされる《解離 dissociation》という翻訳は、混乱、あるいはあいまいさの原因となった。それは、ピエール・ジャネの解離の理論が、ブロイラーの考え方の立場を支えているからである。この点については後で立ち戻ることにしよう。

フランスの精神科医は沈黙を保ったが、第一次大戦後に、《ドイツ》の2つの新しい説を迎え入れた。モーリス・ディド (1873-1944) およびポール・ギローが、有名な**臨床医の精神医学**(7) で書いている様に、それは、《ブロイラー氏とフロイト氏》の精神分析と統合失調症であった。彼らの精神において、精神分析と統合失調症が両立したのは当然である。なぜならば、当時ブロイラーは、科学的権威を背景にフロイトの冒険を支持したからであり、ブロイラーの著作は、当時誕生した精神分析をクレペリンの**早発性痴呆** dementia praecox に応用したにすぎない。ブロイラーは、フロイトと出会う前に、サルペトリエールでジャネのもとで研修したC・G・ユングの影響を受けていたと思われる。ということは、ブロイラーを導いたのは厳密な意味での精神分析というよりも心理分析であるように思われる(このことは、ユングの著作**D・Pの心理学について** Uber die Psychologie der D.P. で明らかに示されている。マルク・ジェラールによる最近の翻訳はまだ刊行されていない (8))。

加えてフランスの精神科医は、ブロイラーがその概論の1つの版で、クレペリンの**早発性痴呆**の枠を修正なしに取り上げたと批判した。ブロイラーは、早発性痴呆を最大限に拡大し、フランス語圏の精神科医にとって、度を越していると批判されるまでに拡張したのであった。彼らは、統合失調症から慢性妄想病全体までも不当に拡張した概念に対して、まだ今もって戦っている。エーの筆もまたそ

うであり、ブロイラーに賞賛を送ったにもかかわらず、この点で、ブルクヘルツリの師から遠ざかることになる。

　ブロイラーは、クレペリンの1903年の**教科書 Lehrbuch** 第7版に準拠している。これは1899年の第6版とはそう大きな変更はない。第6版は、唯一かつ特異的な疾患として、進行的基準については、最終段階の**荒廃 Verblödung**、および病因論的基準については、自家中毒を同時に結びつける。なお自家中毒はおそらく性に由来する産物によるものであり、それまでに異なるものとして知られている3つのものがある。ブロイラーは、1911年の著作で、クレペリンがその後に出版した版で行った疾病分類学上の重要な変更を組み込まなかった。その結果、**早発性痴呆 dementia praecox** とパラノイアとの関係について、フランス語圏の精神医学者、特にジュール・クリスチアン（1840-1907）、ウラジミール・セルブスキ（1858-1917）およびジュール・セグラ（1856-1939）が批判を行った。これらの研究は、私たちの**統合失調症の歴史**（10）と、**アナル・メディコ-プシコロジック** Annales medico-psychologiques 誌に掲載された私たちの論文**セルブスキのフランス語の著作**（11）で再び取り上げた（ブロイラーの立派な仏訳版で、誤植のためにセルブスキの名前が間違っていたのは不運であった（3 p. 632）。死後、ソヴィエト体制は、モスコー法医学精神医学研究所にセルブスキの名前をつけたが、そのために、彼の名前が汚されることになった。なぜならばそこで反体制派の人々は、スネスネヴスキーの唱える不可解な麻痺性統合失調症 schizophrénie torpide に冒されていると鑑定されたのであった。（訳注：ギャラベによれば、セルブスキは、早発性痴呆やブロイラーの統合失調症の濫用に反対を唱えた。モスコー法精神医学研究所が、クレペリンやブロイラーの概念を拡大し、政治的抑圧のために精神医学を濫用したことは、セルブスキの意に反することであった）。これら3人の学者の仕事は、ブロイラーが参照文献に掲載したことで知られた。

　1926年に、エーがブロイラーを翻訳することで精神医学を勉強したまさにその時、ブロイラーはフランスとフランス語圏の国々の精神病医と神経科医の第30回学会で報告者に選ばれ、統合失調症についての見解を直接発表した（12）。そこで彼はフィリップ・シャラン（1857-1923）に敬意を表し、もしシャランの不調和性狂気を知っていたら統合失調症精神病群という名称を使用しなかったろうと述べたが、シャランの仕事が出版されたのは1912年のことであった（13）。しかしブロイラーは1911年以降、シャランの1895年の《初発性精神錯乱

confusion mentale primitive》を参照している（14）。

　エーは、師であるポール・ギローと共著で、《ブロイラーの統合失調症に関する批判的考察》を執筆するにあたって、ブロイラーが、緊張病を《二次性》と命名しているのは、あまりにもそれらの症状を拡大しすぎていると批判した。それだけを指摘したわけではなかったが、私たちが編纂したエーの古典名論文選の冒頭を飾ったのは、このテクストであった。なぜならば、この主題に関する考察の始まりの部分が足りなかったからである（2 pp. 29-37, 邦訳 27-34）。

　ユージェーヌ・ミンコフスキー（1885-1972）は、1927年に統合失調症の初版を出版した。そこで彼は、ブロイラーの自閉症と関連づけてこの概念に前現象学的 préphénoménologique 方向付けを与える。すなわち、いわゆるブロイラーの基本症状の1つは、フロイトの自体愛 auto-érotisme、アンリ・ベルクソン（1859-1941）のエラン・ヴィタルの喪失に相当する。エーは、1953年にこの著書の第2版を《フランス語の神経心理学叢書 Bibliothèque Neuro-psychiatrique de langue française》の中に加えることを忘れなかった。その叢書はエーの創設したもので、これから検討するように、その頃この問題への彼のアプローチは大胆に現象学的となる（15）。

　レヴォリューション・プシキアトリック L' Evolution psychiatrique というタイトル（1907年に出たベルクソンの《創造的進化 L' Evolution créatrice》を暗示していることは、明らかである）の論文集の第1巻で、ミンコフスキーは、《統合失調症の概念の起源とその本質》を発表する。第3巻（1934）以降、定期的に出版される雑誌となり、エーはここで引用したクレペリンとブロイラーの論文を同時に取り上げて、《早発性痴呆と統合失調症状態の今日的視点》を分析している（17）。この雑誌と同じ名前の学会（著明な先駆者たちの後に続いて、私までが事務局長を拝命するという重責を担うことになったのは光栄であった）が、同時に、精神分析的かつ現象学的な二重のアプローチにより、ブロイラーによって分離された精神病群についての研究を行うために設立されたのであった。

　この年1934年には、エーはアンリ・クロード（1869-1945）の教室で医長であった。エーは、最初の著書である**幻覚と妄想 Hallucinations et Délire** にとりかかる。これにはジュール・セグラの序文があり、第1章で引用したように、その当時いわれていた精神自動症の幻覚の形と妄想との関係、すなわち統合失調症の精神病理学の核心的な問題を検討したものである。すでに述べたが、ブロイラーにとっ

V 慢性妄想病

て、分裂 scission（ヴィヤールと同じく、*Spaltung* を *分裂 schisis* という言葉に翻訳したことを指摘しておこう）はまず、妄想の二次性症状として現れる。エーは、クレペリンの概論の第 8 版と最後の版、それからブロイラーの著作にみられる精神病者の言語障害に関係することを指摘している (18)。エーはまた、早発性痴呆とパラノイアとの境界について、友人で同僚であるジャック・ラカン (1901-1981) が 2 年前に発表した論文を参照している。ラカンは、これらの慢性妄想精神病の 2 大グループの区別をはっきり確立した最後の版で、パラノイアに関する彼独自の考え方を打ち立てた。すなわち、ブロイラーが彼の新しい分類学で統合しなかった区別をはっきりさせたのである (19)。この点でエーとラカンは、精神医学のドイツ学派に引かれていながらも、フランス学派の考え方の忠実な代表である。

　ブロイラーの時代、エーはアンリ・クロードと共著で、流行性フォン・エコノモ脳炎にかかって生き残った人々に認められる、神経性精神性後遺症と統合失調症性症状とを比較した論文を発表した。ブロイラーはこの《ウィルス性統合失調症》に反対し、彼の提唱した精神病理学的概念によれば、症状を局限された脳病変に直線的に結びつけるやり方は通用せず、この誤りは現在でもなおしばしばおかされる科学認識論的誤りであると指摘した。ウィルス性の障害は、ブロイラーの唱える疾患理論では説明できない。彼によれば、いわゆる一次性徴候は病的過程から直接起因するが、いわゆる二次性徴候は、ある種の内因性あるいは外因性過程に対する病的な精神的反応の結果である、あるいは《早発性痴呆のほとんどすべての症状学は、これまで二次性、ある意味で偶発的であると説明された》(3 p. 446)。こうしてエーは、ブロイラー理論の一次性と二次性症状の複雑な問題を解く鍵を解明しようとしたのであった。

　統合失調症のウィルス・モデルは近年復活し、いくつもの仮説がある。未知のウィルスが、統合失調症患者あるいはやがて統合失調症にかかる患者の脳を冒す可能性があり、数十年後に二次性症状学を引き起こすというものである。これらの見解について歴史的に見ると、このモデルの成功は、1 つには HIV の流行と、他方ではクレペリンへの回帰と符合する。彼は 1 世紀前に**早発性痴呆**を提唱し、統合失調症を医学的意味で《器質性》疾患として考えさせたのであった。この**統合失調症感染** schizophrénegisante 仮説の最も驚くべき系統的論述は、おそらくアーヴィング・I・ゴッテスマンが、**統合失調症の起源**で推し進めたものであろう。これは、19 世紀に始まる、あるいは発見された統合失調症を説明する

87

第 3 の理論である（英語圏のほとんどの研究者の例に漏れず、ゴッテスマンは統合失調症(スキゾフレニー)と**早発性痴呆**(スキゾフレニー)の概念を混同している）。《統合失調症は実際に、17 世紀あるいは 18 世紀以前には存在しなかった疾患である... それは、おそらくエイズ AIDS の話と*平行*して、ウィルス感染によって現れ、広がり伝染したのである》（強調は著者）《おそらく統合失調症(スキゾフレニー)は、中枢神経系の梅毒性侵襲に起因する精神病のように広がったのである... フランスでナポレオン戦争後間もなく出現し、西洋全体に広がった変異ウィルスに起因するものであろう》(20 pp. 2-3)。

私たちにとって、**早発性痴呆**が 19 世紀のただ中で初めて発見されたとすれば、それは当時、ロマン主義が根本的に、新しい仕方の心的生活生命(ヴィープシシック)を示したということである。そこで、《精神疾患》であるものを明確にするために、ドイツでは、《身体論者 somatistes》と《精神論者 psychistes》、《器質論者 organicistes》と《ロマン主義者 romantiques》との間の、近代精神医学の誕生を示す重要な論争が起こった。エーは**エチュード**の最初からこの歴史をたどった。事実ブロイラーにとって、《すべての新しい運動はまず、それらの集団の中にいる潜在性統合失調症(スキゾフレニー)患者を引き寄せる。したがって、「疾風怒濤 Sturm und Drang」の賛同者の多くが精神疾患に「なった」が、この運動に参加したからといって、彼らが病気になったわけではないと説明することができる》(3 p. 439)。おそらく、ブロイラーは、20 世紀初頭に起こった新しい運動、すなわち精神分析を、潜在性統合失調症(スキゾフレニー)患者の場合と同様に興味深く感じたのではないだろうか。そのため 1911 年に、彼は、1 年もたたないうちに国際精神分析協会に加入したのである。しかしながら私たちの考えるところでは、半世紀早く起こった運動と同様なやり方で、ブロイラーが精神疾患の新しい考え方を提起できたのは、心的生活について、精神的現実であるものについての新しい見方によると考えられる。

エーの著作の中で、ブロイラー時代に関する最後のテクストは、1940 年の末に一連の講演のために執筆した**オイゲン・ブロイラーの構想**である。これはすでに指摘したように、ブロイラーの翻訳者たちが彼らの翻訳書に補遺として掲載した。エーの論文集にこのテクストを再録しなかったのは、この理由からである(3)。

エーは、《[1911 年の] 著作を注意深く読むだけで、ブロイラーが研究したのは精神病質の構造の形であり、疾患ではないことがはっきりわかる》と念を押している (5 p. 643)。一次性と二次性の徴候の区別が基本である、《なぜならば、それはまさしく精神病質的状態の器質的病因の問題を正しく提起できるからで

ある。一次性であるものは多少とも変化するものであり、重要な破壊であり、疾患そのものに起因する（解剖学的あるいは化学的）。二次性であるもの（すなわちほとんどすべて）は、残存する精神機能であり、暴れ狂うだけにいっそう御しがたく、統制を解除され自由にされる》（5 p. 646）。ここで、統合失調症に関する2つの考え方を簡単に示しておこう。第1は、病的過程は単に化学的であるに過ぎないというもので、1940年代から盛んになってきた。それから第2には、症状学の最も重要な部分を、抑制除去による精神活動の解放に関連付ける考え方である。エーは1926年の学会で、1911年よりも多くの器質論者を生み出すことになったブロイラーの器質性 organiciste の問題について、疑念があることを強調した。すなわち、《はっきりした統合失調症のすべてのケースでは、脳の病理解剖学的変化が認められる... したがって、統合失調症は臨床的実体であるばかりではなく、また同時に病理解剖学的実体でもある》（12 p. 5）。このように統合失調症についてのブロイラーの考え方を語る場合、1911年のテクストを読む必要がある。《その風変わりなことや多彩な症状は、まずまさしくそれが、統合失調症の領域におけるばかりではなく（その疾病分類学的境界設定はほとんど重要ではない）、精神病理学全体、すなわち本質的な病因論的問題をはっきりと問いかけるところにある》（3 p. 646）。

かくしてエーは、精神疾患全体の病因論的問題、少なくとも広義の統合失調症の範囲に含められている妄想精神病の問題を解決しようと準備を進める。このとき彼は、ブロイラーの考え方を参照すると同時にジャクソン的な見地からブロイラーを読解した。《私たちはブロイラーと同じに次のようにいうことができる。病的過程の基盤には器質性疾患がある。病的過程は欠損の一次性徴候を直接引き起こす。しかしながら観察される症状はほとんど二次性徴候であり、直接病的過程によるものではなく、その精神活動は無傷で解放されたものであり、制御されず隠れていたものである》（3 p. 649）。《ブロイラーの教訓から引き出すべきは、何よりもまず脳の精神病理学の本質的な理論である。「精神」疾患には精神的症状学があり、加工される大部分は疾患の精神的構造によるもので、いわゆる症状の「陽性部分」である》（3 p. 650）。エーの講演で興味深いことは、1911年と1926年のテクストにとどまらず、そのモデルについて他の著作も考慮していること、特に、ブロイラーが自閉的思考あるいは非現実的思考について（21）、あるいは精神生物学を考慮していることである。すなわち《ブロイラーが、この考え方を精神の病

理学全体に拡張しなかったこと、精神の病理学の一般的システムを思い切って示さなかったことは、惜しまれることである。そうすれば彼は、統合失調症(スキゾフレニー)の研究と彼の思索とを総合することができたはずである。しかし、ブロイラーのやらなかったこの研究は、エーにとって、統合失調症(スキゾフレニー)の思考の代償不全がどのように思考の器質的構造の侵襲と結びついているかを示すことは、難しいことではなかっただろう》(5 pp. 657-658)。アンリ・エーは大胆にそれをやろうとしたが、この作業と証明は、彼にとっても困難であることが次第にわかってくる。

エーの語ったところによると、ブロイラーの翻訳の少し後ジャクソンの思想と出会い、それから1938年に、ジュリアン・ルアールと共著で**神経精神医学の力動的構想へのジャクソンの原理の応用の試み**を出版した。すでに第2章で、この器質力動論的新ジャクソニスムが何から成り立っていたかについて検討した。発表の日付はどうもはっきりしないが――1939年の9月――ピエール・ジャネの80歳記念の《論文集》に寄稿したテクストで、エーは、精神疾患の力動的モデルを、ジャクソンとジャネとフロイトの3つの力動的考え方と比較して練り上げる計画を予告している(22)。ジャネの考え方に関して、エーはパリに来てから、コレージュ・ド・フランスのジャネの講義を聞いたようであり、**心理学的な力と衰弱**を参照している(23)。

エーは一見して、統合失調症(スキゾフレニー)に関して、ブロイラーのいう一次性徴候とジャクソンの意味における陰性症状とが同じであり、二次性徴候と陽性症状が同じであるという、予想だにしない考えがひらめいたのであった。エーがどんなやり方でこの類似性を示そうとしたかを明らかにする前に、私たちはこの着想が驚くべきものであることに気づかされる。なぜならばジャクソンの原理は、ブロイラーの構想にいかなる影響も与えたとは思われないし、実際ブロイラーは、1911年の著書の膨大な文献目録に、この先駆者の名前さえも挙げていない(3)。ジャクソニスムは、19世紀末の大多数の神経科医の考え、特にフロイトに影響を及ぼした。1891年のジークムント・フロイトの**失語症の考え方に関する批判的研究**(24)は、紛れもなく神経病理学的問題を解決するための応用であり、それまでこの問題は、ブロカ(1826-1870)やウェルニッケ(1848-1905)以来、単なる医学的器質病説の観点だけで考察されてきたのである。すなわちこの場合、言語障害を器官、脳の一部の局所的障害と線形的に関係付けるのである。しかしフロイトは、神経学的研究に含めることをよしとしなかった。そこで、精神分析研究に関する彼の《全

集》で、彼はものの表象/語の表象を区別する発端となる、対象の表象（*Objekt Vorstellung*）の概念そのものを明らかにする。科学哲学者は一般に、精神分析的考えにはジャクソンの思想の影響はないと考えている。エーがあげているように、現代の研究者でそれに反対しているのは、レヴィンだけである。(25)。

ジャクソン/ブロイラーを結びつける着想は、おそらく、エーが**統合失調症（スキゾフレニー）の一次性および二次性症状** Primäre und Sekundäre Symptome in der Schizophrenie を読んで得たものである。これは、ウィルヘルム・マイヤー-グロス(1889-1961)がこの意味で偶然指摘はしたが、それを発展させることはなかった(26)。1943年、**神経学と精神医学の関係**をテーマにした、ボンヌヴァル討論会の第2日目に、アンリ・エーは、ジャクソンの思想から着想を得た彼独自の説と、ジュリアン・ド・アジュリアゲラ(1911-1993)、およびアンリ・エカンの考え方を対照して、討論する機会を得た。第二次世界大戦後、エーは1946年にジュネーヴ-ローザンヌで開催された第44回精神科医・神経科医学会で、《H・ジャクソンの原理からオイゲン・ブロイラーの精神医学へ》(6)を発表し、自分の意図を確認する。この発表は、20年前にブロイラーが、フランス語で彼の構想を直接発表したことを記念して行われたものである。しかし同年に、アンリ・エーはボンヌヴァルで、**精神病と神経症の精神発生**について第3回の討論会を組織した。そこでジャック・ラカンは友人の器質力動論を厳しく批判した。それが、医学的意味では器質論で、ジャクソンとスペンサーの意味では非有機体論であるという哲学的由来を無視することができなかったので、ラカンは次のように考えたか、考えているように見せかけた。《私が、不完全で誤りであると思っている精神障害の学説、そして有機体論という名のもとに精神医学で指し示している精神障害の学説》。ラカンはさらに遠ざかっていくことになる。すなわちラカンにとって、エーの立場と、医学的意味で器質論者であると共にはっきり宣言しているラカンの師クレランボーやエーの師ギローの立場の間には差異があるとしても、それは無視できる差異である（2人の師に関して、一致点はほとんどないといえそうな2人の激論にあえて口出しするとすれば、クレランボーの純粋で厳しい器質病説を知ると、私たちには、クレランボーの分類学を使用すれば、自動症あるいは情動に基づいている精神病について、その差異は特にはっきりしないようにみえる）。ラカンはとりわけ、エーのデカルト主義あるいはそれを逆転して使用していることを批判している。《今やろうとする批判の目的で、私は、デカルトの

近くにとどまり、スピノザが、デカルトについて語った有名な形で真実の概念を提示しよう。「Idea vera debet cum suo ideato convenire」真実なことは... それによって考えられることと一致しなければならない。

　アンリ・エーの教義は逆を証明している。すなわち論旨を展開するにつれて、彼独自の恒久的問題との矛盾が増大することを示している》(27 p. 154)。ラカンから見ると、この問題はエーが全力で取り組んでいる問題であるが、精神疾患の一般的な考え方の問題でもないし、討論の対象である精神病の精神発達 psychogenèse の問題でもなく、神経学と精神医学の境界の問題である。ラカンは、器質力動論が最終的に行き着く矛盾の例として、奇妙なことに、鳥距部の損傷による精神盲に関するゲルプとゴールドシュタインの観察を挙げている。この損傷は、ラカンによれば、最も高いレベルの全体的解体を引き起こすものであり、エーのジャクソニスム概念では精神疾患の定義と一致するが、しかし神経疾患と考えるべきである。ところが、ゴールドシュタイン (1878-1965) 自身は、共同研究者のゲルプとの研究を考慮に入れて、《脳損傷におかされた人間》として扱い、一次性の欠損は、全体的な行動を変化させることを強調している。ゴールドシュタインの結論は、脳の現象は全体的に考察されるべきである、すなわち、器質的なものと精神的なものとは区別すべきではなく、部分的な損傷でさえもが組織全体を変化させるということであり、エーの器質力動論ときわめて類似している。

　ラカンは、アンリ・エーの二元論が、《この最終段階における全体を示している...「精神疾患は、自由への侮辱かつ妨害であり、純然たる精神発達的 psychogénétique 活動によるものではない」》(27 p. 157) としていることを否定する。このような器質力動論批判に続いて、ラカンは「狂気の本質的な因果関係」とは何かについて、自分の考えを述べる。ここでは、この問題について３つの点を強調するだけにとどめよう。第１は、妄想(デリール)についてのエーの考え方との論争の続行である（この章で、私たちが妄想(デリール)について述べるのはこのためである）。第２は、ラカンにとって、範列的慢性妄想精神病はパラノイアにとどまり、さらに正確には、彼の論文 (19) で分析を企てたような、自罰性パラノイア paranoïa d'auto-punition に限られており、彼はそのことについてはっきり言及している。最後は、ラカンがはっきりヘーゲル主義を肯定する要因の１つである。すなわち、「これが、ヘーゲルに見出される狂気の一般式である。なぜなら、私が例外的に新しい発想の由来をはっきり示すことで変革がもたらされるとは思われ

ないからである」（27 p. 172）と、この新しい発想の由来を例外的に明かしている。すなわち、ヴェラの翻訳した**精神哲学**（1867）、1939年にジャン・イポリットの翻訳した**精神現象学**（1807）（29）、それから、アレクサンダー・コジェーヴ（1902-1968）の高等研究学院の講義である。この講義録（30）は、1946年のボンヌヴァル討論会の前から出版されているので、現在でも知ることができる。この講義録が「精神発達psychogenèse」の用語の周辺を支配しているあいまいさを解消できなかったのは惜しまれる。最初は、精神発達(プシコジェネーズ)の意味は「自然法則の結果として考えられる精神の発達」（Seelentwicklung）であったことが想起される。「この発達の研究」は、精神疾患を語る場合、ある時は、これらの疾患の精神的徴候の発達の研究という意味であり、彼らの精神病理学に対応する、フォン・フォイフタースレーベンのいう意味での精神病という意味であり、またある時は、それらの病因に対応する、これらの疾患の唯一の原因と考えられる心因性要因facteurs psychogènesの決定という意味である。ブロイラーが、統合失調症性(スキゾフレニック)精神病群に関する1911年の最初の著作で「疾患の理論」の部分で区別できたのは、この一次性の意味であった。彼が二次性と命名した症状は、それらの症状学の最も重要なところを構成する症状であるが、精神発達(プシコジェネーズ)を検討できる症状であり、一次性症状は正確な性質のわからない病因による病的過程に起因するものである。エーはこの区別を、ジャクソンの陽性と陰性徴候の間の区別と関連づけることを提唱して、慢性妄想精神病の精神病理学を理解した（研究の最後でエーは、精神疾患の疾病原因論的・精神発達的(プシコジェネティック)モデルを、《精神分析に相当するもの》として考えられる精神力動的モデルと同一視している）（31 p. 1447）。

アンリ・エーが、1950年にパリで組織した第1回世界精神医学会のとき、**妄想の精神病理学的研究**に関する討論会は、この研究が継続していることを示している。ポール・ギローは《妄想の病因論‐病因》について発表し、現象学的取り組み、精神分析理論（彼によれば、パラノイアに関するラカンの立場は、精神分析的であると同時に実存主義的である）、ピエール・ジャネの理論、ブロイラーの学説、クレランボーの精神自動症、アンリ・エーの器質力動論、およびギローがモーリス・ディドと共同で練り上げた妄想(デリール)の生物学的な独自の構想を検討した。ギローは、この構想は中でも、統合失調症(スキゾフレニー)の心理学に関するグルーレの研究に起源があることを示している（32 pp. 1-57）。1933年に亡命して英国人となったウィリアム・マイヤー‐グロスは、臨床的観点からこの精神病理学を研究して、パラ

ノイアの精神分析的理論に反対し、ブロイラーの説、および新たに、一次性妄想を思考能力の障害とするグルーレの説に従って、この精神病を統合失調症に包含した。《クレペリンのパラノイアは理想化された病像であり、臨床家の方向付けに役立つが、現実には決して出会うことはない》(32 p. 87)。最近の報告者は、どうかといえば、妄想研究が2つの方向に分かれた報告がなされているようである。実際、G・E・モルセリは、実験精神病、特にメスカリン中毒症 toxicose mescalinique で起こる実験精神病の問題によって独自の結論に達しているが、H・C・リュムケは妄想の臨床研究で現象学的意味について論じている。

　エーは1955年に、*内外科学百科事典*に収めるために**精神医学臨床・治療概論**の初版を監修した際に、個人的に、**統合失調症性精神病群と慢性妄想精神病群**（副題　**人格のヴェザニー性組織化**）に当てられた章を書くことを保留したと思われる。ところが実際には、第Ⅲ章ですでに明らかにしたように、エーはそれらの研究で、急性精神病で行ったような意識の構造解体だけにとどめることは、もはやできなかった。慢性妄想精神病では、これだけにとどまっていては不可能であったので、彼は精神病理学的研究を通じて、意識構造が何であるか立証する先決問題を解決した後で、意識野と自我の意識存在を区別することになる。《意識存在の**共時的**構造の秩序（現実経験とともに生きられる体験の現在性としての意識野）と自己の意識存在の**通時的**次元（固有の人格の本人として同一である人物として）》は、《心的身体 Corps psychique》あるいは《心的有機体 organisme psychique》の形をとる。この表現は、精神現象の特性が、生きている人の論理 logique du vivant に従って組織されていることを思い起こさせる。これらの慢性妄想精神病を構成する人格のヴェザニー性組織化は、心的身体の構造解体の様々な様相に一致する。

　この構造的展望に従ってエーは、精神疾患の自然分類 *more botanico* において、その属 Genre が慢性妄想病属であり、その中で統合失調性精神病は単なる1つの種 espèce を構成するという概念に忠実である。《それは、*この属の公分母となるのが妄想組織である*ということである（...）

　一方、この2つの種を区別する（フランス学派）か、または混同する（外国の学派）従来の2つの立場もまた、私たちには容認できないように思われる（...）

　私たちの精神病に対する一般的概念の基本原則に従って、《**妄想性疾患 *maladie délirante***》は、ジャクソンとブロイラーに共通している2つの同じ原理

V 慢性妄想病

に沿ってとらえられるべきである (...)。あらゆる慢性妄想は、心的生活生命(ヴィープシシック)の進化と構造を変化させ、器質的過程に二次的に発生するものである。人格のヴェザニー性組織のすべてが人間を疎外し妄想的(デリラント)にする病的存在形態である。

(...) 器質的過程とその人に固有な反応の様式は、それらの「構造」の相互作用によって成立し、意識の構造解体、人格の変形、妄想的(デリラント)作用の反応様式の影響が混合している。したがって、ヴェザニー性精神病の属においては... 一方では統合失調症(スキゾフレニー)、もう一方では慢性妄想病の構造には次のような特徴があると考えられる：

1) 統合失調症(スキゾフレニー)のグループは、人格の不調和と分裂という*陰性構造*が優位の型を示す。このグループの*陽性構造*としては、一次性妄想体験および侵入不可能な自閉的世界の構築がみられる...

2) 慢性妄想病のグループの特徴は、崩壊は見られず、陰性構造からの顕著な隔たりがあり、これらは後退する傾向を示すが、陽性構造は進行する傾向がある...

a) *空想妄想*（パラフレニー）のサブ・グループは、膨大な量の空想の形を生むことであり、その架空の想念がその人と妄想世界を成り立たせる体系と並置されているという特徴がある。

b) *体系妄想*（パラノイア）のサブ・グループは、その人とその妄想世界が存続する体系と一体になった系統的虚構の形式であるという特徴がある》(33)。

ジャック・ラカンは、この*百科事典*のために、《治療 - 型の異型について Variantes de la cure-type》を委ねたと見られたが、この論文は、1960 年に怒りを持って撤回され、**エクリ** (27 pp. 323-362) で強化された版として発表された。これは、1955-56 年のセミネールの講義で、**精神病に可能なあらゆる治療についての前提問題 D'une question préliminaire à tout traitement possible de la psychose** を論じるきっかけとなった。そこで彼は、イダ・マカルピンがシュレーバー議長の《回想》の英語への翻訳出版の際に行った解説をとりあげた。なお、この《回想》の分析によって、フロイトはパラノイアの精神分析理論を作成することができたのであった。すなわち、この精神病の基本的な構造として、父の名の排除（*Verwerfung*）、出産 procréation の帰属のシニフィアンを取り上げたのである (27 p. 558)。このように、妄想(デリール)の絶対的精神発生モデルを提唱している。このモデルは、妄想患者(デリラン)の論理的思考に関する、単なる言語学的構造分析だけに基づいている。

このモデルは、1957年のボンヌヴァルで行われた第5回討論会で発表された。この討論会は、ユングを会長として統合失調症(スキゾフレニー)を唯一のテーマとするチューリッヒで開催される第2回世界精神医学会の準備のためのものであった。アンリ・エーの働きで開催されたこの《統合失調症の臨床問題》に関する討論会では、精神分析学者が多数発表した。このときのエーのテクストは、すでに引用した論文集（2 pp. 365-410・邦訳 pp. 307-347）に、またスヴェン・フォランのテクスト《統合失調症(スキゾフレニー)過程の精神病理学》は、論文集**妄想に生きる**に再録されている。

　《精神病の精神療法の原理を求めて》(34)へと出発したセルジュ・ルクレール(1924-1994)と《精神病の精神療法の基本理論》(35)を掘り下げたフランソワ・ペリエ(1922-1990)は、その前年のセミネールで彼らの師の発見した統合失調症(スキゾフレニー)に父の名の排除を確認している。

　レヴォリューション・プシキアトリック誌では、この討論会の**統合失調症(スキゾフレニー)（Ⅰ）**の報告書を特集し、別の分冊として**統合失調症(スキゾフレニー)（Ⅱ）**(36)が続き、すでに引用した著者の論文、すなわち、H・C・リュムケとG・E・モルセリが掲載され、特にL・ビンスワンガー、S・アリエッティ、G・ラングフェルド、I・マカルピンおよびH・ハンターらのこの主題についての基本的著作の分析、P・C・ラカミエ(1924-1996)による死去したばかりのフリーダ・フロム-ライヒマン(1889-1957)の著作の紹介、および2つの国際会議の報告書が掲載された。この国際会議については、アンリ・エーの構想の発展をたどる上で重要なので、さらに詳しく述べる必要がある。最初の国際会議は、ジュアン-ジョゼ・ロペツ-イボールの父親(37)によって、マドリッドで組織された、チューリッヒの学会の準備のためのもう1つのシンポジウムである。エーは、マドリッドで初めて、**統合失調症(スキゾフレニー)の器質力動論的考え方 La concepción organo-dinámica de la esquizofrenia**(38)を発表し、ヤコブ・ウィルシュのような研究者と意見を交換した。ウィルシュの**統合失調症(スキゾフレニー)者の人格**(39)は、臨床的、心理学的、特に人類現象学的研究であり、フランス語に翻訳されたばかりであった。

　統合失調症性(スキゾフレニック)精神病群の知識の現状というテーマで行われた、チューリッヒの第2回世界精神医学会の分冊で行った批評で、エーは大きな失望を示している。C・G・ユングは、会長講演で、彼の師であるブロイラーの考え方とはまったく異なることを語った。この精神病群の精神病理学、定義、限界、予後診断のデータを知るための基本的問題は、まったく触れられていなかった。治療に関しては、

Ⅴ　慢性妄想病

精神分析的問いかけはなく、フリーダ・フロム・ライヒマンが死去したばかりで、それが、この接近法が消えたことを象徴しているようであった。この学会で脚光を浴びたのは、あるいくつかの統合失調症(スキゾフレニー)の症状に対する神経弛緩薬の効果に関する発表であり、ジャン・ドレーとピエール・ドニケルが、分類を発表した。クロルプロマジンの治療効果に加えて、レゼルピンの治療効果も議論された。レゼルピンは、統合失調症の化学的発生因子と最も関係の深い神経伝達物質と考えられているセロトニン代謝に作用するからであるが、また、メスカリンやリゼルグ酸ジエチルアミドの代謝にも作用することも見逃せない。そのうえ、ローランド・クーンが、イミノジベンジルの誘導体に注目するのは、統合失調症(スキゾフレニー)の増悪に関して顕著な効果があるが一様ではないという理由からであると思われる（40）。

　この学会から間もなくして、カールソンは、精神薬理学の時代を開く統合失調症(スキゾフレニー)のドパミン作動性仮説と呼ばれるものを発表した。あるいはむしろ、精神薬理学という用語は1920年以来使用されてきたもので、私たちは、精神薬理病理学、すなわち、特に進展の観点から、向精神薬治療による精神病理学的状態で起こる変化の研究と呼べるかもしれない。A・カールソンは最初の仮説を再編した。これは、今では《障害の異質なグループから異なる疾病原因となる機構》まで生成過程を意味し、ドパミンやグルタメート、ガンマアミノ酪酸、ノルアドレナリン、セロトニンおよびアセチルコリン以外にも、これらの神経伝達物質が相互に作用しあって組織された回路の研究である（41）。

　アンリ・エーの統合失調症性(スキゾフレニック)精神病に関する最後のテクストは、マンフレッド・ブロイラー（1903-1994）の著書、**長期にわたる患者の観察と家族史からみた統合失調症性(スキゾフレニック)精神障害** Die schizophrenen Geistessrungen in Lichte langjühriger Kranken und Familien Geschichten（42）の書評であり、その回想がエーに着想をもたらしている。マンフレッド・ブロイラーは、神経弛緩薬の時代となる前に、彼の父の定義した基準に従って、統合失調症(スキゾフレニー)と考えられる数百名の患者について何十年もの間個人的に追跡し、その進展を研究したことで知られている。マンフレッド・ブロイラーは、これらの基準が予測可能な進展から患者をはっきり統合失調症(スキゾフレニー)と定義できるのか、あるいはむしろ、進展様式は多様であるのでひとまとまりの障害ではなく、彼の父が提唱した名称を変更する必要がないのか、と問いかけるにいたった（DSM-Ⅲもまた、1980年から1987年の改訂まで時間を要し、《スキゾフレニー》という伝統的な名称から《統合失調症性(スキゾフレニック)障害 Troubles schizophréniques》と変更されたが、これは、マンフレッド・ブロイラーとは別な理由のためである）。エーは、これらの進展様式の目につく多様性を観察させるのに有利な立場にいる。スイスの偉大な研究者たち、特にリュック・シオンピとクリスティアン・ミュラーが、統合失調症性精神病の長期的進展について明らかにした。この進展様式の表面的な多様性は、構造の異なる急性精神病あるいはその他の慢性妄想病を《統合失調症》とみなそうとする概念の誤った拡大解釈にまで進むのである。これによってエーは、最終的に構想を作成することになる。すなわち、《統合失調症患者であること、もっと正確には統合失調症患者になることは、先天性の奇形あるいはおそらく偶発的に獲得された「陰性」（内因性あるいは外因性）の条件の下で（無能）、他者とのコミュニケーションの破綻（必要）の方向に人生を「陽性的に」進めることである。さらに正確にいうと、統合失調症の運命がたどる曲線が刻まれるのは、この2つの座標の間なのである。用語の完全な力動的な意味での自閉（一次性過程、象徴的、想像的世界、要するに、本質的に大文字の妄想 Délire）は、あたかも二次性症状学が、陰性の症状学の上にかぶさっているかのように、この存在の仕方を特徴付ける。しかし、一次性障害の不明瞭さ（心理学的には理解できないが病因論的には決定的である）は、絶えず、それが障害の目につく量を産む症状学や潜在的な欠陥を産む進展の形の全体にふりかかっている》(42)。

1975年に、コンフロンタシオン・プシキアトリック *Confrontations Psychiatriques* 誌は、第13号**神経弛緩薬：20年を経て**で、神経弛緩薬発見20周年を祝福した。目次では、ピエール・ドニケルの論文《誰が神経弛緩薬を考案したか》(43)に続いてすぐに、エーの重要な研究である《神経弛緩薬と病院の精神医学的業務》が掲載してある(44)。彼は、向精神薬の及ぼす、《統合失調症性精神病と慢性妄想病》属の長期の進展への影響について、同じ地域出身の773名の女性患者の集団を入院の日付、1921～1937年の間、1938～1954年の間、1955年まで、神経弛緩薬の発明に関わる歴史上の月を3つのグループに分類して、比較を行った。彼は、神経弛緩薬の導入以前には、それまで行われてきた生物学的治療や習慣的治療が使用され、慢性大精神病の数は36％から16％に減少したが、神経弛緩薬の時代になると、重度の精神病患者の退院数は30％から67％となり、半分が寛解した。この評価は、すぐになぜ半数の患者が神経弛緩薬治療に良好に反応し、他の患者がそうでなかったのかという疑問を引き起こした。

V　慢性妄想病

　80年代になると、有名なティモシー・クロウやナンシー・C・アンドリーセンなどの、英語圏の多くの学者が分子的な観点から、2つの統合失調症性疾患、あるいは新ジャクソニスムとみなされる思想の流れに見られる、少なくとも、陽性症状と陰性症状の存在を特徴とする統合失調症性精神病の2つの型あるいは2つのタイプを提唱した。しかし、反義語法的 antonymique 名称は、そこでジャクソン理論を統合失調症あるいは2つの統合失調症に応用しているとみなすには十分ではない。ジャクソン理論の前提になっているのは、繰り返しになるが、*同じ疾患に対して確立されているもの*で、陽性徴候を引き起こすのは陰性徴候であり、相互に解体と解放を示す機能的階層性によるからである。さらに、この現代の《新ジャクソニスム》は、いわゆる古典的な神経弛緩薬の効果によって、2つの症候学的系列の陰性性 négativité と陽性性 positivité を定義している。すなわち、いわゆる陽性は、神経弛緩薬により改善した症状であり、陰性はまったく効果がなかったものである。エーが、ブロイラーの統合失調症の構想とジャクソンの概念とを関連付けようとしたこととは、まったくかけ離れていることがわかる。

　ジェルマン・E・ベリオは、エーの死去した1977年、**レヴォリューション・プシキアトリック**誌の、アンリ・エー記念特集号に、《アンリ・エー、ジャクソンとつきまとう概念 Henri Ey, Jackson et les idées obsédantes》を寄稿し、現在の英語の《ネオ・ジャクソン主義》による《陽性》と《陰性》という用語の用法は、10年前であり、ジャクソンの概念とは対応しないが、ジャクソンとは逆にフランス語圏の精神科医には知られていない、さらに古いジョン・ラッセル・レイノルズ（1826-1896）の概念に対応していることを指摘した（45）。ナンシー・C・アンドリーセンは、スティーヴン・R・ヒルシュとダニエル・R・ワインバーガー監修で編集された**統合失調症**の巻《陽性症状と陰性症状》の章で、この反論を認めた（46）。そこで、ドイツやフランスなどヨーロッパの研究者の仕事はほとんど引用されていないが、ただ驚かされるのは、ヨーロッパの数少ない参照の中に、J・ドレーとP・ベルニツァーによる《イベルノテラピー l'hibernothérapie に由来する神経弛緩薬法による精神病の治療》（原文のまま）（46 p. 465）に関する、1952年のフランス精神科医・神経科医学会でなされた発表が引用されていることである。

　最も新しいところでは、G・E・ベリオは、最終的にジャクソン概念に最も影響されたフランス語圏の精神医学における、陰性／陽性症状の関係概念の歴史を

99

再び取り上げた。彼によれば、アンリ・エーの提唱した複雑なモデルは、概念的な《袋小路 cul-de-sac》(テクストにはフランス語で書いてある)に入り込んでいる。《彼の概念は、陽性／陰性症状についてのはるかにはっきりした（あまりに単純化されているにもかかわらず）、アングロサクソンの見解と争ったとすれば、おそらく勝ち目はなかった》(47)。

　精神病理学、神経生物学および哲学から得られたデータの総合から生まれたエーのモデルは、あまりにも複雑すぎて、現代のアングロサクソンの精神医学の思想では理解できない。アングロサクソンの精神医学は、理論的思索へと見事に復帰しているように見えても、最も単純なモデルを選ぶからである。これが、慢性妄想病に関するエーのテクストが、まったく英語に翻訳されなかった理由である。ところが、それらのテクストは、スペイン語、ポルトガル語、ドイツ語、日本語、そして間もなくロシア語でも全世界で読まれているのである。しかしながら、エーは、妄想の概念の歴史で最も引用されている20世紀の研究者の1人であり、ジェルマン・B・ベリオとフィルベルト・フエンテネブロ・ド・ディエゴ(48)が出版したばかりの、しかも私たちが、1996年のマドリッドの第10回世界精神医学会の講座でエーに敬意を表するために企画した**妄想の精神病理学**に関するシンポジウムは成功し、このことは、慢性妄想病の研究における統合失調症概念が占める場所(49)という、科学認識論的基本問題の今日性を示している。

文献

1 - EY H. - Groupe des psychoses schizophréniques et des psychoses délirantes chroniques. (Les organisations vésaniques de la personnalité) *Encycl. Méd. Chir. Psychiatrie*, 1955, 37281 A10, 37281 C10, 37282 A10, 37282 A20, 37283 A10, 37284 A10, 37285 A10, 37286 A10. 秋元波留夫監修、藤元登四郎訳「統合失調症・臨床的精神病理学的研究」Ⅹ (37281 A10) 統合失調性精神病群と慢性妄想精神病群、人格のヴェザニー性組織化、ⅩⅠ (37281 C10) 統合失調グループ、ⅩⅡ (37282 A10; 37282 A20) 典型例の臨床的記述、典型例の臨床的記述 (続)、ⅩⅢ (37283 A10) 臨床型および疾病学的問題、ⅩⅣ (37284 A10) 統合失調症の発病条件と発病型、初期統合失調症診断の臨床的問題、ⅩⅤ (37285 A10) 進行型・寛解・終末型、統合失調症の予後の問題、ⅩⅥ (37286 A10) 統合失調症過程の精神病理学的問題と一般的考え方。創造出版、2007.
2 - GARRABE J. - Préface à Henri Ey, *Schizophrénie*, Les Empêcheurs de penser en rond, Le Plessis-Robinson, 1996. (「緒言」、秋元波留夫監修、藤元登四郎訳「統合失調症・臨床的精神病理学的研究」、創造出版、2007.)
3 - BLEULER E. - *Dementia praecox ou Groupe des schizophrénies*, trad. franç., A.

Viallard, EPEL-GREC, Paris, 1993. 飯田　真、下坂幸三、保崎秀雄、安永　浩訳「早発性痴呆または精神分裂病群」医学書院、1974。
4 - BLEULER E. - Traduction résumée (1926) par Henri Ey, *Analectes*, Paris, 1964.
5 - EY H. - La conception d'Eugen Bleuler in 3, 641-658.
6 - EY H. - *Des principes de H. Jackson à la psychiatrie d'Eugen Bleuler*, Congrès alien. et neurol. de langue française, session, 1946, Masson, Paris, 1946, 175-185.
7 - DIDE M. et GUIRAUD P. - *La psychiatrie du médecin praticien*, Le François, Paris, 1922.
8 - JUNG C.G. - *A propos de la psychopathologie de la dementia praecox : essai* (1907) trad. franç. Marc Géraud, Bordeaux, 1996. 安田一郎訳「分裂病の心理」青土社、1979。
9 - KRAEPELIN E. - *Lerbuch der Psychiatrie*, Barth, Liepzig, 1903.
10 - GARRABE J. - *Histoire de la schizophrénie*, Seghers, Paris, 1992.
11 - GARRABE J. et MOROSOV P. - Les écrits français de Wladimir Serbski, *Ann. Méd. Psych.*, CXLIX, Av. 91, 295-308.
12 - BLEULER E. - *La Schizophrénie, rapport au Congrès des médecins aliénistes et neurologistes de France et des pays de langue française*, XXXe session, Masson, Paris, 1926.
13 - CHASLIN Ph. - *Eléments de sémiologie et clinique mentales*, Asselin et Houzeau, Paris, 1912.
14 - CHASLIN Ph. - *La confusion mentale primitive*, Asselin, Paris, 1895.
15 - MINKOWSKI E. - *La schizophrénie. Psychopathologie des Schizoïdes et des schizophrènes*, Payot, Paris, 1927, 2e éd., Desclée de Brouwer, Paris, 1953. 村上仁訳「精神分裂病」みすず書房、1954。
16 - MINKOWSKI E. - La génèse de la notion de schizophrénie et ses caractères essentiels, *L'Evolution Psychiatrique*, Tome 1er, Payot, Paris, 1934.
17 - EY H. - Position actuelle de la démence précoce et des états schizophréniques, *Evol. Psych.*, 1934,VI, 4-24.
18 - EY H. - *Hallucinations et Délire*, Alcan, Paris, 1934.
19 - LACAN J. - *De la psychose paranoïaque dans ses rapports avec la personnalité*, Le François, Paris, 1932. 宮本忠雄、関　忠盛訳「人格との関係からみたパラノイア精神病」朝日出版社、1987。
20 - GOTTESMANS I.I. - *Schizophrenia Genesis : origins of Madness*, V.H. Freeman, San Francisco, 1991.
21 - BLEULER E. - *Das autistiche undiziplinierie Deaken in der Medizina und seine Uberwindung*, 4e éd., Springer, Berlin, 1927.
22 - EY H. - *La psychopathologie de Pierre Janet et la conception dynamique de la psychiatrie*. Mélanges offerts à Monsieur Pierre Janet, d'Artrey, Paris, 1940.
23 - JANET P. - *La force et la faiblesse psychologique*, Maloine, Paris, 1932.
24 - FREUD S. - *Zur Auffassung der Aphasien. Eine Kritische Studie* (1891) trad. franç., PUF.
25 - LEVIN M. - The notion of Psychiatric research with reflexion of the research of Freud and Jackson, *Amer. J. of Psychiatry*, 1962.
26 - MAYER-GROSS W. - Primäre und Sekundäre Symptome in der Schizophrenie, *Zschr. Neur.* 1930, 124, 647-672.
27 - LACAN J. - *Ecrits*. Le Seuil, Paris, 1966. 宮本忠雄、竹内迪也、高橋　徹、佐々木孝次訳「エクリⅠ」、佐々木孝次、三好暁光、早水洋太郎訳「エクリⅡ」、佐々木孝

次、海老原英彦、芦原 眷訳「エクリⅢ」弘文堂、1972、1977、1981。
28 - GOLDSTEIN K. - *La structure de l'organisme,* trad. franç., Gallimard, Paris, 1951. 村上 仁、黒丸正四郎訳「生体の機能」みすず書房、1957。
29 - HEGEL - *Phénoménologie de l'esprit* (1807), trad. franç. J. Hyppolite, Aubier, Paris, 1939. 金子武蔵訳「精神の現象学」岩波書店、1979。
30 - KOJEVE A. - *Esquisse d'une phénoménologie du droit,* Gallimard, Paris, 1981.
31 - EY H. - *Traité des hallucinations,* Masson, Paris, 1973. 宮本忠雄、小見山実監訳「幻覚」金剛出版、1995。
32 - Congrès international de Psychiatrie, *Psychopathologie Générale I,* Psychopathologie des délires, Herman, Paris, 1950.
33 - EY H. - Conclusions sur les rapports structuraux entre le groupe des schizophrénies et le groupe des délires chroniques, *Encycl. Méd. Chir.,* 1955, 37.299 G10.
34 - LECLAIRE S. - A la recherche d'une psychothérapie des psychoses, *Evol. Psych.,* 1958, 2, Av. Juin, 375-420.
35 - PERRIER F. - Fondements théoriques d'une psychothérapie de la schizophrénie, *Evol. Psych.,* 1958, 2, Av. Juin, 421-444.
36 - *Evol. Psych.* - Les schizophrénies (II), 1958, 3, Juil. Sept.
37 - LOPEZ-IBOR J.J. - sous la dir. - Symposium sobre esquizofrenia, C.S.I.C, Madrid, 1957.
38 - EY H. - La concepción organodinámica de la esquizofrenia in 37,227-241, in 37 (pp. 225-242).
39 - WYRSCH J. - *La personne du shizophrène,* trad. franç., PUF, Paris,1956. 鹿子木敏範校閲、土井永記、池田篤信訳「精神分裂病人格」、文光堂、1968。
40 - EY H. - Etat actuel de nos connaissances sur le groupe des schizophrénies (Congrès de Zurich 1957) in 36, 685-692.
41 - CARLSSON A. - Neuro-circuities and neurotransmitter interactions in schizophrenia. *Internat. Clin. Psychopharm.,* 10, 3, 1995, 21-28.
42 - EY H. - A propos de 《Les troubles schizophréniques》 de Manfred Bleuler (conception générale de la schizophrénie) *Evol. Psych.* XXXVIII, 3, 551-563, 1973.
43 - DENIKER P. - Qui a inventé les neuroleptiques ? *Conf. Psych.,* 13, 1975, 7-17.
44 - EY H. - Neuroleptiques et services psychiatriques hospitaliers, *Conf. Psych.,* 13, 19-59.
45 - BERRIOS G.E. - Positive and negative symptoms and Jackson. A conceptual history. *Arch. Gen. Psychiatry,* 1985, 42, 95-98.
46 - HIRSCH R. et WEINBERGER D.R. - *Schizophrenia,* Balckwell, Oxford, 1995.
47 - BERRIOS G.E. - French views on positive and negative symptoms. A conceptual history. *Comprehensive Psych.,* 32, 5, 395-403.
48 - BERRIOS G.E. et FUENTENEBRO de DIEGO F. - *Delirio,* Trotto, Madrid, 1996.
49 - Association Mondiale de Psychiatrie. Xe Congrès, Madrid, 1996. Symposium Hommage à Henri Ey 《Psychopathologie des délires》 (à paraître).

VI 精神分析と精神医学の関係

　アンリ・エーの精神分析 psychanalyse に対する取り組みは、彼の世代のフランスの精神科医の特徴を示している。その世代は、フロイトの理論がフランスに紹介されてから、フロイトの死後、特にフランスではラカン主義や構造主義をめぐる討論を通じて活発に行われた議論まで、フロイト理論の発展を追うことができたのであった。エーは、フロイトはシャルコーの祖国で自分の思想の独創性がただちに認められることを期待していたが、巨匠の著作のフランス語への翻訳が遅れたために、フランスでは精神分析は遅ればせにしか知られず、認められなかったと書いている。他の著作で想起したように (1)、フロイトの最初の精神分析のテクスト、特に 1896 年に初めて psychoanalyse という言葉が用いられたテクスト (2) は、直接フランス語で書かれ、**ルヴュ・ノイロロジック** Revue neurologique 誌に発表されたのであった。それらは、歴史家がラ・サルペトリエールの第 2 学派と呼んでいるものの考えを示していた。**夢解釈 Die Traumdeutung** は、初版はほんの少しの部数しか売れなかったが、1903 年以降、テオドール・フルールノワ (1854-1920) が**アルシーヴ・ド・プシコロジー** Archieves de Psychologie 誌できわめて好意的な紹介をしたので、ドイツで出版されたものよりもはるかに評判が高かった (3)。

　エマニュエル・レジス (1855-1918) は、《医学生の新叢書》の中の**精神医学概要 Précis de psychiatrie** (1914) でこの新しい理論に多くの頁を割いている。すなわち、フロイトの精神分析とその学派は、《その独創性、規模、現代性、簡潔な論述によって (4 p. 38-42)、革命的理論としてただちにアカデミーの認めるところになった》。1922 年にレイモン・ド・ソシュール (1884-1971) は、フランス語圏の読者のためにフロイトの序文のある**精神分析の方法** (5) を出版したが、この著書は不運にも書店から引き上げなければならなかった。なぜならば、それは夢の分析が基になっているために、分析された当人が特定される恐れがあったからである。

　古典的な著書**臨床医の精神医学** (1922) (6) の序論以来、ディドとギローは、《フロイトとブロイラーの精神分析に関して、私たちの民族の特質にとって、どのよ

うに利用できるかわかるだろう》と読者に注意をうながしている（私たちはすでに前の章で、統合失調症(スキゾフレニー)の概念について、この時代にフランスでなされたフロイトとブロイラーの結びつけを示している）。ディドとギローは、その著作の第1章を《無意識の精神現象》に当てている。すなわち、私たちの時代に、臨床医に精神医学を教える題材の入り口として選んだ、器質論的神経精神医学とは何であるかを論じている。

1929年に、レジス（1855-1918）とアンジェロ・エスナール（1886-1969）の**神経症と精神病の精神分析 La Psychoanalyse des Névroses et des Psychoses** は、すでにその第3版で《完全に改訂されて発表されている》。

アンリ・エーは当然、これらの著作をインターンと臨床教育担当医をしているときに研究した。彼はまた、1925年と1927年に、A・エスナールとルネ・ラフォルグ（1894-1962）の監修した2巻からなる著作をよく検討し、**レヴォリューション・プシキアトリック L'Evolution Psychiatrique** と命名したのであった。**プシカナリーズ・プシコロジー・クリニック**（8）では多くの研究者が、彼らなりのいろいろな角度からフロイト理論を紹介し、《フランス式の精神分析》を認めさせたが、それらの加工はその後大きな批判を浴びることになった。

精神科医のグループがレヴォリューション・プシキアトリック協会を設立したが、そのうちの幾人かは1926年のパリ・精神分析協会の12名の創設者の中にいる。それに代わるものが、その時代の若い精神科医に対して現れて、彼らを相互に結びつけさらには個人的分析を始めることとなった。この選択はどちらかといえば、アンリ・エーのように精神病院でその仕事に取りかかろうとするよりも、精神分析医の診療所を開設しようとする医師にふさわしいようであった。

レヴォリューション・プシキアトリック協会は精神分析協会としてではなく精神医学協会として創立され、これらの多様な貢献を照合する場となり、2つの戦争の間に神経精神医学を進歩させたのであった。すなわち精神分析ばかりではなく、現象学、神経生物学、神経生理学、言語学などもある。しかしながら、精神医学史の研究家の中には、一時期分析家になった一部の医師が研究に参加を続けたところから、精神分析の影響が支配的になったと考える者もいる。アンリ・クロードは、サン・タンヌの《精神疾患・脳疾患臨床教室》の正教授という名高い肩書きのある人であり、早期から精神分析教育を受けた助手たちに部門を開設した。ボレル（1886-1966）、セナック、レーウェンスタイン（1898-1976）、ナクト

(1901-1977)、ド・ソシュール（1884-1971）などであり、彼らはフランスの分析家の最初の世代をなし、ほとんどがレヴォリューション・プシキアトリック協会の会員であり、精神分析運動を無力化するか、あるいはアカデミックな精神医学の利益のためにそれを再利用するための動きと解釈される発端となった。いずれにせよ、すでに述べたエーの初期の著作、**幻覚と妄想**（1934）、その間に3ヶ月ごとの雑誌になったレヴォリューション・プシキアトリックの論文(1929)、ピエール・ジャネに捧げられた**記念論文集 Mélanges**（1939）など、アンリ・エーの初期の研究においてはフロイトの仕事が頻繁に参照されている。しかし、若いエーの考えでは精神分析理論はその他の理論の中の1つにすぎず、諸々の理論を比較して、共通点のある場合には接合が試みられ、さらに他の理論の助けによって問題を処理できなかったり解決できなかったりする時には、これらの理論の1つを補って完全なものにしようとしている。

　精神分析に関するエーのテクストはすべて、その精神医学における位置を扱っている。始めは、精神分析が精神医学にもたらすものを示し、その後、それらが相互に遠ざかると思われる時には、両者にもたらされた欠陥をあげている。

　エリザベート・ルディネスコは、ミシェル・プロンとの共著で出版した**精神分析事典 Dictionnaire de la psychanalyse** において、フランス精神医学に割り当てた初めのところで、アンリ・エーの精神分析に対する立場を次のようにまとめている。《エーにとって、精神分析は精神医学の後を継ぐものである。それは確かに力動的精神医学の1分野であり、ふたつとも医学から生まれたものである。アンリ・エーは1960年代に反精神医学の原則に異議を唱えている。同様に、彼は狂気の問題に関するミシェル・フーコー（1926-1984）の著作を「精神医学殺し」として対決している》(9)。次の章で、特に狂気 folie と理性の欠如 déraison を同一視するフーコーの論文が、デカルト殺しだけではなくフロイト殺しであることを考慮する一方で、エーの反精神医学に対する立場、すなわち、エーが実際に精神医学と精神分析の関係について以前にとった立場がどんなものであったかを検討しよう。

　1939年にアンリ・エーは、半世紀後にフランス生物学的精神医学協会の機関紙となる**ランセファール L'Encéphale** 誌に、《精神分析の科学的・道徳的価値 Valeur scientifique et morale de la Psychanalyse》を執筆している。これは、ロラン・ダルビーズの哲学的論文の論評であり、このテクストのタイトルが示すよ

うに、精神分析学的方法の科学的価値を擁護しているが、その道徳的価値を通じて理解されること、それはいわば医学的人間学への接近でもある。このことについては本書の終章の主題にしよう (10)。

この注釈は、中央ヨーロッパで養成された多くの精神分析学者が、亡命の途中にパリに止まった時に現れた。最もよく知られているのがハインツ・ハルトマン (1894-1970) とルドルフ・レーウェンスタイン (1898-1976) であるが、両人ともこの時から若いジャック・ラカンと対立していた。前者は、ラカンの理論を評価しなかったパリ精神分析協会の正会員として選挙を体験したのに対して、後者は1925年に到着してから教育分析に従事した後、ラカンの選出に反対した。2人ともパリを立ち去らなければならなくなってニューヨークに向かい、レイモン・ド・ソシュールと再会した。彼らはニューヨーク精神分析協会に入会し、次いでアメリカ精神分析協会 (A Psa A) の議長を務めた後、第2次大戦後には、アメリカの典型的な精神分析家と考えられることになり、《自我心理学と適応問題 Ich-Psychologie und Anpassungsproblem》は、英国系アメリカ人の精神分析的考え方の特徴を示している。ルドルフ・レーウェンスタインは、**レヴォリューション・プシキアトリック**協会の創設メンバーであり (1927年の巻に掲載された彼の論文は《感情的転移 transfert affectif》に関するもの (11))、戦後、この協会員の開催した会議で《精神分析の傾向》を発表した。協会員達は、彼の合衆国滞在中に、大西洋の向こうのフロイト理論が発展したことを知ったのである。逆に、**自我心理学と適応問題 La psychologie du Moi et le problème de l'adaptation** のフランス語版は、ハインツ・ハルトマンが1939年にウィーンで、**精神分析とイマーゴの国際雑誌 Internationale Zeitschrift für Psychoanalyse und Imago** に掲載した原著の翻訳であり、1958年のアメリカ版 (12) ではない。

フロイトの死後、娘のアンナ・フロイト (1895-1962) とメラニー・クライン (1882-1960) の間に、子どもの精神分析に関して継承争いが起こった。この争いについてはジャック・ラカンが、1947年の実際にフロイト主義後の討論の場所となった会議で、**レヴォリューション・プシキアトリック**の会員に説明している。そのテクストは残念ながら未発表であることを、アンリ・エーがエチュード第6番で言及している。

アンリ・エーが1950年にパリで第1回世界精神医学会を開催したときに、精神分析のセッションが設けられたのは当然であろう。パリ精神分析協会 (S. P.

P.）は、**レヴォリューション・プシキアトリック協会**とともに世界精神医学会の誕生をもたらすことになる、共催したフランス学会の1つである。S. P. P. は1996年のマドリッドの第10回学会の際に国際精神医学会から脱会するが、エーがそこに解決策を見たように、この医学分野との不一致を示している。第1回世界学会のときに、《精神分析の進展と現在の動向》に関するセッションは、シカゴのフランツ・アレクサンダー（1891-1964）が座長を勤め、また彼自身も報告を1つ発表した。そのセッションは、シンシナティのモーリス・レヴァイン、ニューヨークから来たレイモン・ド・ソシュール（精神分析は確かにアメリカのものになった）およびロンドンから来たアンナ・フロイトの発表を聞くことができた（同じ学会に2つのライバルが存在して、精神医学よりも多かったのはラカンの外交的策略のおかげのようである）。

　この同じ1950年にアンリ・エーは、フランス語神経精神医学叢書に、哲学者ロラン・ダルビーズの**精神分析の方法とフロイトの理論**の第2版を受け入れる。エーは1936年に出たこの本の初版で注釈を加えているが、この研究書はおそらく、戦前にフランス語でこの主題について出版された最も完全なものである（14）。

　アンリ・エーは精神分析についての彼のテクストで、上記に述べた以外の資料について、戦争中や戦後間もなくその進展を注意深く追いかけて参照している。《フロイトと精神分析学派》（13）についてのエチュード第6番で興味深いのは、エーが50頁近くも割いて、フロイトやその弟子たちの主たる研究ばかりではなく、外部の批判であれ、内部的に生じたスコラ哲学的議論であれ、精神分析運動の引き起こした批判的研究にも頁を割いていることである。これは、ショーペンハウエル、ニーチェおよびデドアルト・フォン・ハルトマン（1842-1906）などの、先行するドイツ哲学の無意識についての形而上学、およびベルンハイムやジャネなどのフランスの医学的精神病理学から最も新しい理論的発展までに及んでいる。

　こうしてエーは、1950年の11月20日の《ネルフェンアルツト Nervenarzt》誌に掲載された《精神分析批判 Zur Kritik der Psychanalyse》の激しい反フロイト《攻撃文》を取り上げた。これは、精神分析の《狂信者たち》が教義ばかりではなく、信仰を押し付け、実際の臨床の条件としていることを非難している。ヤスパースは、《「結局」》、いうなれば、実際の分析では、教育分析は被分析者がようやく悔悛したときにしか終わらない... 他者を分析する適性の基礎としての分析者自身の自由の放棄は、被分析者にはおそるべき危険となるように見える》

と力説している（13 p. 131）。分析者の育成に関するヤスパースの道徳的判断であるが、すぐにエーは次のように付け加えている。《私たちとしては常に考えていることは... もし精神分析が単純に治療技術の形態とみなされるとすれば、もし精神分析家が現在あるいは将来に多くの損害を与えるこの自主独立主義を放棄するとすれば、医学的専門化をする保証はもちろんそのような「儀式」など必要としないだろう》（13 p. 131）。これは医学における精神分析の位置や、精神医学の未来の専門家のための分析教育の必要性に関する、彼独自の意見を示している。

　ここでエチュード第6番を要約はしないが、エーが精神分析に与えようとするイメージの重要な特徴を指摘しておこう。第1は、彼がそれを心理的要因重視 psychogénétiste の考え方のパラダイムとしてとらえていることである。すなわち、このことはエチュード第5番《機械論者の理論：G・ド・クレランボーの教義》で論じてある。これは、エーがそれらをテーゼとアンチテーゼとして対立させた後、独自の精神疾患の器質力動論構想を総括として提案したものであり、精神分析学派のどこまで受け入れたのかという限界を示している。この限界は私たちには、エーがフロイトの精神病理学を検討して、統合失調症性精神病から精神発達を排除している問題にたどり着いたと思われる。彼はフロイトの心理学を肯定的に解釈する考えを明らかにする（無意識の正常な現れ、無意識、本能情動的生活の進展と組織化、欲動、人格構造、精神の象徴的活動など）、精神分析の技法（分析、カタルシス、転移）。要するに彼は、フロイトの精神病理学を再び取り上げて無意識の機構を想起した後、精神病理学的状態におけるその活動を検討している。すなわち、古典的精神分析の疾病分類学(不安神経症、強迫神経症、ヒステリー神経症)で描かれているような様々な状態で、そこには体系妄想も含まれている。それらに関してはエーは一度ならず、自罰性パラノイアに関するラカンの《感嘆すべき学位論文 admirable thèse》（原文のまま）、およびカール・アブラハム (1877-1925) と、その弟子のメラニー・クラインの考え方による躁うつ状態を引用している。それに対して、アンリ・エーは、ブロイラー以来の統合失調症性状態についての精神病理学的研究は表面的である分だけ多いとみなしている。

　精神分析の提唱する説明理論（病因となる心的外傷の理論あるいはリビドー的退行の理論）はエーにとって、精神病の純然たる精神発達を支持するには不十分に思われるし、ある種の神経症に対してすら不十分にみえた。そもそもこの説明理論は、《作動範囲、治療効果の領域に関するものである。この区切りはむしろ、

VI 精神分析と精神医学の関係

正常な「心理学的変化」と神経症の間に位置づけるべきであり、神経症と精神病の間に位置づけるべきではないとしている。精神分析によって治癒するのは、「正常な神経症」（リュムケが1947年の11月にチューリッヒで再び取り上げたM・オディエの言葉）である》(13 p. 154)[1]。このときのスイス精神医学会におけるエーの発言は、レヴォリューション・プシキアトリック誌に掲載された（15）。精神分析の治療効果に関するこの懐疑的態度は、精神病の生成過程における唯一の《心的因果性 causalité psychique》について、エーが示している疑問に至る（ボンヌヴァルにおけるラカンとの討論はすでに述べた）。この《心的因果性》という重要な問題は、ダルビーズの論文で長々と論じられた。この議論は、第2巻の5章全体をなし（14 pp. 269-327）、エーと同じく、もう1つの問題と結びついている。すなわち治療学としての精神分析の問題である。

　アンリ・エーは、1955年に内外科学百科事典 L'Encyclopédie Médico-Chirurgicale のために監修した、**精神医学臨床・治療概論 Traité de psychiatrie clinique et thérapeutique** の序論を自ら執筆した。これは医学の枠内における精神医学における概論であり、精神医学をその歴史と現代の理論的動向との関連から位置づけたものである。精神分析もこの2つの軸に沿って位置付けられている（最後の章で、エーが精神医学史家として、どのように医学史を書いたかを示すことにしよう）。ここではこの歴史的視点が、フロイトが発表した神経症や精神分析の研究、それから順番にドイツの精神論的あるいはロマン主義的学派の研究、そして18世紀から19世紀初頭にかけてのフランスの磁気‐催眠術に関するものであったことを強調するだけにとどめよう。《おびただしい精神分析の雑誌や著作が、神経症について多くの大きな展望を開いた》；最初の《精神医学の革命》の基本的かつ唯一の《目的》となった精神疾患は...当然のことながら大精神病であった。しかしやがて、第2の精神医学的革命によってもたらされた《心的因果性》の概念は...すぐにまず神経症に応用され、それから人間性全体にも応用された。最も典型的な精神疾患が神経症であるとしても...結局は、人

---

1 シャルル・オディエ (1886-1954)、スイスの精神科医で精神分析学者、ウィーンで精神医学を学んだ後、カール・アブラハムとフランツ・アレクサンドルに分析を受け、パリ精神分析協会の創設者の1人である。ユトレヒトのH・C・リュムケはエーの誠実な友人の1人である。パリの国際学会で妄想の現象学について発表することになったのはリュムケであることを忘れてはならない。

間的条件のすべては神経症と考えられもするし、あるいはとどのつまり同じことだが、神経症はそれらのニュアンスによって正常な行動から区別されるに過ぎず、要するに「正常」も「病的」もないということになる（16 p. 6）。

　この反精神医学の驚くべき定義はその名前が生まれる前に、エーによれば、神経症の精神分析理論によって着想を得た新しい精神医学へと導くものであり、精神発達的(プシコジェネティック)考え方の提示で完成される。《完全な精神発達的(プシコジェネティック)理論は、ある状況あるいは無意識的動機による心理学的動機と同等である。実際には、「深層心理学」の精神分析的運動全体はこの理論から次第にそれていったのだが、それにもかかわらず、精神分析家によってこの理論は主張し続けられ、繰り返されてきたのであり、単純な公式に甘んじられ、過度な単純化に走って活気づけられてきた。いいかえれば、あまりに普及したこの理論は、表面的な面に過ぎず、おそらく精神分析の素朴な面に過ぎないのである。なぜならばこの理論は、「現実」（病因的「場面」の現実、病因的「コンプレックス」の現実）の代わりに「幻想」をとらえているのである》（17 p. 3）。

　アンリ・エーによる精神分析の信憑性のあかしとなる、《深層心理学》の参照は、まず私たちをあ然とさせた。なぜならば、私たちの師匠とイゴール・カルゾー伯爵（1914-1981）との間には、ほんのわずかな関係も成立するはずはないと思っていたからである。その当時、深層心理学的精神療法についてのウィーンの研究サークルの創設者の著作は、フランス語に翻訳されたのはただ1冊、**精神分析と人格的総合**（18）だけが、1959年に出版社デスクレ・ド・ブルワーから刊行されていたにすぎなかった。しかし私たちは、**幻覚概論 Traité des Hallucinations**の中に、志向性と無意識の意味作用の観点からの幻覚性エイドリーの象徴体系についての項目を見出すことになった。これはイゴール・カルゾーが*スイス心理学雑誌*（19）に発表したものである。そこが、アンリ・エーの深層心理学と実存的精神療法の理論との遭遇点であった[2]。

　私たちの理解しているところでは、この**精神医学概論 Traité de Psychiatrie**で、エーは、当時のフロイト神経症あるいは感情転移に関する章の編集は信頼できる精神分析学者に委ねたが、精神病を扱う精神分析学者に委ねることはためらった。

---

[2] イゴール．A．カルゾーは、パリでフランス語の論文集を出版した。***人間のための精神分析***，*Psychanalyse pour la personne, Le Seuil, Paris*、1962。

それは、フロイトに帰るという名目で、心的因果性(コザリテ・プシシック)を用いてごまかされた精神病の実態を示される怖れがあるからではなかっただろうか。

事実、1956年にレヴォリューション・プシキアトリックは、エミール・クレペリンの場合と同様に、フロイト誕生百年を記念した。ジャック・ラカンはこの雑誌に、1955年11月7日のウィーンの神経精神医学臨床で発表した講演を拡大した、**フロイトの問題あるいは精神分析におけるフロイト回帰の意味**（20）を発表した。この本で彼は、精神分析とフェルディナン・ド・ソシュール（1857-1915）の構造言語学との間をつなごうと試みるのである。レイモン・ド・ソシュールは1916年からすでに、彼の父の**一般言語学講義**を初めて編纂したばかりのシャルル・バリーにそのことを促していたのであった（フェルディナン・ド・ソシュールの仕事がフランスで広く知られるようになったのは、この講義がパリで50年代に再版されてからのことである）（21）。言語学と精神分析の歩み寄りについての関心は、プラーグのサークル Cercle de Prague が解散した後、ニューヨークにレイモン・ド・ソシュールと同様に亡命していたロマン・ヤコブソン（1896-1982）が、レイモン・ド・ソシュールに思い起こさせたのであった。

論文《精神医学と精神分析 Psychiatrie et psychanalyse》は、すでに**哲学研究 Etudes philosophiques** で発表されたテクストと、リマのサン・マルコス大学の講演のテクストを部分的に改変したもので、**レヴォリューション・プシキアトリック誌**（22）に掲載された。この本でアンリ・エーは、自分の立場を確認した。《精神分析は、精神医学から生まれ、精神医学にその意味を取り戻させた... 20世紀の精神医学の革命は... まさしく、精神疾患を無意味 non-sens とみなすことに対する反逆として定義することができる。この操作は、現代の精神医学に、狂気の機械的症状を取り除いて人間像を綿密に復元するのであり、まさにフロイトの無意識の概念があって初めて可能なことであった...

しかし、無意識の概念は特に、ドイツのいわゆる《精神論者 psychiste》や《ロマン主義 romantique》学派が、狂気の重大な意味を一種の英雄的行動にまで高めて、熱狂的に追求したことによってもたらされたのであった。いうまでもなく、すべては、スタール（1660-1734）、ハインロート（1773-1843）、C・W・イドラー（1795-1860）、A・エッシェンメイヤー（1768-1854）、C・G・カルス（1789-1869）、フォイフタースレーベン（1806-1849）などにインスピレーションを受け、そしてシェリングの哲学、もっとさかのぼると、ゲーテ、ショーペンハウエルおよびヘーゲ

ルらの哲学に強い影響を受けている。これらすべてが、膨大な著作や概論として刊行された。そのライトモチーフは、夢や想像や、精神疾患における情熱と欲望などの力学である。精神疾患は、本質的に**精神的**本性 nature morale、すなわち人間の本性の表現であって身体的本性ではないのである...》(22 p. 479)。

エーは精神医学と精神分析の歴史的起源が同じであると認め、理屈では無意味にもみえるこのロマン主義的研究ばかりではなく、現代の精神医学の力動論的傾向のすべてが《フロイトの症状形成に関する考え方に深く根ざしている》とみなしている。さらに、《精神分析はすべての**精神療法**に決定的な影響を与えた。なぜならば、それは患者を医学との対話者に昇格させただけではなく、「個別の対話」で、1つの課題を規定したからである。すなわち課題とは、**無意識に語らせ**、沈黙を無意識の声にかえ、あるいはむしろ論理的な直接の表現は絶対に不可能なことで、その象徴から閉じ込められている欲望を予測させるかのようである... したがって、無意識の力学で完全に方向づけられた現代精神医学は、精神分析の適応領域と混同されているとしかいわざるを得ない》(22 p. 481)。エーは、次のような最悪の事態が起こる恐れに注意を促して、この結びつきを最善のものに緩和した。すなわち、精神分析がその根底、精神病理学的現実を無視していることに対してである。《たとえ、精神医学が「精神分析的」になったといわれたとしても、それは、精神分析学者が精神分析を単に精神医学の基本的な一側面としか考えていないからである... 精神分析は精神医学に負っているということ、すなわち想像力が精神分析の対象である。

... 陰性の病理学的構造から起こる、イメージ、幻想およびコンプレックスの世界(「かっこに入れて」現実そのものであったことを忘れさせてしまう)は、完全な現実の基盤そのものとして、すなわちその現実として受け入れられたのであった。その結果、結局、妄想(デリール)の底にあるものは現実であり、その存在は夢であると考えられるようになった。当初、理論の起源であった「精神疾患」は、結局、すべてが人間行動として、他の疾患と同様な意味表現でしかなくなり、まったく意味を失うのである。

このような錯覚に引きずられて、精神分析学派は精神医学に反抗し、精神疾患を否定し続け... 無意識を人間全体に果てしなく投影して、精神医学以外に対象を求め続けた... 精神分析はその範囲を逸脱し、特にさまざまな領域にわたる人類学的な意味論に基づいて、人間の科学であると主張した》精神分析は《それ自

体が狂気 Folie となり、狂気の役割を神話的に人間性の中心に割り当てられた機能と受けとめて、狂気の役割を演ずるに至った》(22 p. 484)。

精神医学は、この狂気から精神分析を救出できる、あるいはさらに正確にいうと、相互に救い合うことができる。《一方が、他方を脅かしている危険から救うのである。すなわちこの危険とは、精神医学的事実には意味がないという危険であり、精神分析的「解釈 Deutung」には、人間性のあらゆる面に無意識の象徴性が割り当てられる危険である》(22 p. 485)。ここでアンリ・エーははっきり、精神疾患の《心的因果性》の哲学的問題を振り返っている。これは、ダルビーズ Dalbiez が 1947 年の《神経症と精神病の精神発達の問題 Le probléme de la psychogénèse des névroses et des psychoses》に関するボンヌヴァル討論会で問いかけたものであった。彼のテクストは、60 年代に精神医学と精神分析の間に生じつつあった分離を確認したものであり、エーの調停にもかかわらず、共有した過誤のために別れるしかなかった。

実際、精神分析の側では、ラカンの影響の下に《フランス・フロイト派 France freudienne》を、フロイトとは異なる主題の理論へと改変するさ中にあった。ラカンの理論は、初めはパラノイアの研究に基づいていたが、精神医学から次第に遠ざかっていき、純然たる哲学的体系となり、そこで精神分析的構造主義が、言語学的モデルに役立つように無意識の生物学的モデルを放棄し、《フロイト的なもの chose freudienne》の到来の予告となる (20)。

逆に精神医学の方は、神経弛緩薬の発見（1952）に続いて、精神薬理学が誕生して、生物学主義、および精神症状の純然たる生化学的因果性に立ち返ることとなる。しかしこれはエーにとっては、力動的精神医学の本質的特徴である意味の研究を無視することであった。その後に《生物学的精神医学》と命名されることになる流れは、また神経症の病理学の領域をも占めることになり（神経症はエーにとって紛れもなく精神分析に属している）、1980 年には《精神病》と《神経症》という用語を放棄することを提唱する。これは生物－認知－行動主義理論によく一致する命名と考えられるため、精神障害を説明し、そのことによってこれらの 2 つの概念を分けていた理論的境界は解消される。

エーは 1957 〜 1958 年以後、この対立の前触れのきざしを察知している。すでに前の章《慢性妄想病と統合失調症性精神病》で、幻想を捨てた彼の解釈を紹介した。彼は、チューリッヒの第 2 回世界精神医学会の

際に、この領域における精神分析的理論や臨床に関する議論がなかったことに驚かされた。このような議論の消滅が、フリーダ・フロム－ライヒマンの死に象徴されていることなどを述べたものである。なお、フリーダ・フロム－ライヒマンは、精神病の精神療法についてアメリカの精神分析にヨーロッパの精神分析を紹介し、大きな役割を果たした人物である。

　この学会の準備として、エーがボンヌヴァルで開催した予備的研究会に、精神分析医の精神科医、すなわち正統派も、すでにラカン派であるその他の学派（精神療法を行っているセルジュ・ルクレールとフランソワ・ペリエ）も招待したことや、**レヴォリューション・プシキアトリック誌**のある号に、統合失調症(スキゾフレニー)に関する多くの精神分析的論文をまとめて掲載したことが注目された（23）。この研究会の議論の解釈あるいは報告書で、エーは明らかに、元ワシントン・バルティモア精神分析学会会長であるルイス・B・ヒルのような研究者に対してより厳しい態度を取っている。その理由は、アメリカ精神分析学派は、《統合失調症(スキゾフレニー)を把握したと主張してもすぐに、それを解消する。その診断と予後のあいまいさが、治療効果の壁になっていることは残念なことである》からである。すなわち分析では、精神病の厳密な《フロイト的》考え方が当てはまらないにもかかわらず、その考え方を守っている（**レヴォリューション・プシキアトリック**誌のこの号では、その年、精神分析研究所 l' Institut de psychanalyse やフランス精神分析協会 la Société française de psychanalyse の提唱した、競合的教育的報告を掲載しているが、これは驚くことではない。なぜならば、この雑誌を機関誌とする協会は、様々な学派の分析家達が議論を行う場所となるからである）。

　ベルンハルト・ワルデンフェルツは、《**現象学入門 Einführung in die Phänomenologie**》で、無意識に関する第6回ボンヌヴァル討論会が破綻へと向かう動きの始まりと見ている。彼によれば、エーは精神分析と現象学を総合する企てに失敗し、ラカンはローマ講演を契機にそこから遠ざかっていく。ルーヴェン、アルフォンス・ド・ヴァーレンス、アントワーヌ・フェルゴートなどの哲学者の研究は、精神分析的解釈と実存的解釈を人為的に一致させるに至ったにすぎない（24）。

　精神分析に対するアンリ・エーの統合的立場は不変であるという証拠がある。エーの生前の1960から1978年まで出版された、有名な**精神医学マニュエル**（25）を再読してみると（死去する数ヶ月前に出版された最後の版は、エーが再検討し修正したものである）、彼にとって精神分析は、精神医学の統合された一部をな

VI 精神分析と精神医学の関係

す（医学の埋め合わせをしようとしているという人々もいるが）。エーは編集にあたって、パリ病院で教育を受けた精神分析医のシャルル・ブリッセ（1914-1989）に協力を依頼しているが、次々と出される改訂版では、関連する部分の精神分析的資料が掲載され、特にそれらの続きでは順々に新しい精神分析学の動向が提示されている。そこには、アンリ・エーが理論的に非難するポスト・フロイト主義 post-freudisme も含まれているばかりではなく、彼はこの精神医学マニュエルで精神医学を学ぶ若い医師に対して、半世紀前に自分自身がブロイラーを翻訳し、思考の道具としての精神分析を発見したのと同様に、可能な限り客観的なやり方でそれを伝えることが自分の義務であると考えていたようである。こうしてエーは、直接彼の教育を受けた世代にとって、真の《思想的指導者 maître à penser》、すなわち、弟子達に対して独断的な思想を押し付けるのではなくて、逆に、彼ら自身の考えを作り上げさせる方向に導く指導者となったのである。私たちが本書で目指しているものは、エーがそうするために弟子を束縛しなかったという証拠を示すことである。

エーの**マニュエル**の第5版まで、彼はいつも、治療に関する部分では、《精神分析の技法》の第1のものとして、フロイトの精神分析に特別な位置を与えてきた。その他のものはフロイトから派生した、要するに退化したものにすぎない（25 pp. 1072-1107）。この章の序文で、エーは晩年に出版した2つの論文を参照している。すなわち《精神医学的治療》（26）であるが、これは1976年に、*内外科学百科事典*の《精神医学的治療と方法 Méthodes et thérapeutiques en Psychiatrie》という論文と入れ替えられた。それから《精神疾患を否定するか、または治療する Nier ou guérir les maladies mentales》であるが、彼の死後、**精神医学の防衛と実証**（邦訳　精神医学とは何か）》（27）として出版された。

私たちは、《精神医学的治療》から、《精神医学と医学》に当てられた部分を締めくくるパラグラフを取り上げよう。なぜならばこれは、エーがこの点について生涯変わらなかった立場を完全に示しているからである。《私はここで、精神分析の価値（1939）、精神療法の効果（1949）、精神分析と精神医学の関係（1957）、さらに一般的にいえば精神分析と医学の関係（1970）について、これまで語ってきたことをくり返すだけである》。ここでエーは、1970年、*臨床家雑誌 La Revue du Praticien* の精神分析特集号に掲載された論文《医学と精神分析》（28）に言及している。なぜならば当時、医学の卒後教育の雑誌は、このような主題の

特集号を好意的に評価したからである。この号は、エーの別な論文《精神分析の動向》(29) を冒頭に掲載している。そこでエーは、1955年以来フランスで突然起こった変化や、フランスの精神分析者の数について綿密な現状分析を行っている。そのとき存在した3つの協会の中で即答した265名中の57名が医師ではなく（4つ目の協会はアンケートに回答しなかった）、調査した322名中の115名が医師ではなかった (29)。

　エーは、精神医学領域における科学的権威者として、当然、医学界に精神分析運動とその変形であるポスト-フロイト主義を紹介する必要があった。これは、かつて誕生したばかりの精神分析をオイゲン・ブロイラーが保護したのと同様なことであった。1976年の時点に戻ると、エーは次のことを追求している。《精神分析治療は当然、すべての精神療法と同じく、精神医学的治療行為全体の中に統合される。また、それは精神医学の不可欠な部分となる必要があり、無意識は心的身体、その組織化、さらにその組織解体の不可欠な一部をなす。すなわち、ある種の精神分析的教条主義には、精神分析から治療的目的を締め出すような矛盾のある拒絶すべきものもあるが、私は大筋において精神分析を支持する。精神分析が医学に多大な貢献をするとすれば、医学もまた、精神分析の本来の基本的機能の路線に沿って、すなわち治療計画として、精神分析を支える役割を果たすことができる。治療計画の可能性、危険性、限界などは、治癒させる権利と義務のある、精神医学的な判断評価をするべきである》(26)。ここでエーの提示した参照文献は、ジャック・ラカンによる、《治療-型の異型 Variantes de la cure-type》(30) に関する論文に関して最初に執筆されたものであるが、これは、**エクリ Ecrits** に採録され、1960年にさし替えられたものである。そして精神医学と精神分析の間の関係については、ロベール-ミシェル・パレムの著作に述べられている (31)。

　精神医学マニュエルは成功し、ラテン系の言語や日本語に翻訳され、世界中で、学生や精神科医が精神医学的思考を形成する入門書となった。この本は、精神分析の大胆な医学的提示を教えており、第1にその治療的価値を示し、あるいは少なくとも、精神療法との関連で精神分析のユニークな治療形態を評定する点で役立っている。エー、ベルナールとブリッセによるこの著作は、フランス精神医学の歴史全体を通して認められる精神力動論の流れに沿っているイメージと正確に一致している。その重要性については、**レヴォリューション・プシキアトリック**

誌の傑出したもう1人の会員のアンリ・エルレンベルガー（1905-1995）が、**無意識の発見 La découverte de l'inconscient**（32）ではっきり示している。アンリ・エーは、この重要な著作を支えにして、この書の出版後**レヴォリューション・プシキアトリック誌**（33）で長い書評を書き、**内外科学百科事典**が刊行されると、彼の著作の最後で精神医学の治療の歴史を書いている。

　アメリカの出版社がマニュエルの英語版の出版計画を拒否したのは、なぜであろうか。これは、学生にもっと理解しやすいような他の概論書との競合を優先する商業主義の問題ではなく、むしろこのマニュエルの特異性に対して、出版社の担当者が戸惑ってしまったことにある。すなわち彼らは、このフランス精神力動的精神医学の、精神分析が重要な地位を占める歴史的・哲学的参照文献の数の多さに困惑したのである。

　ここで私たちは、起源の相反する2つの運動の1つだけが浮き上がってくるのを見るが、その2つはアンリ・エーの考え方では医学的であると同時に哲学的な1つの精神医学として、強い力でまとまったものであった。ここでいうその1つとは、プラグマティズムと経験論の名において、精神医学というよりも客観的な精神神経学を推し進め、歴史的あるいは哲学的理論のあらゆる参照を捨てることになるかもしれない、科学的医学を標榜することになる。この公然たる失理論主義 athéorisme は、1980年に、アメリカ精神医学会の**精神疾患の分類と診断の手引き（DSM-III）**の第3版の刊行によって頂点に達したが、アンリ・エーはその運命を知ることはなかった。しかしエーは、彼が設立に貢献した世界精神医学会の中心でこの流れが潜在的に高まり、この学会から精神分析を排除していくことがわかっていた。精神分析の死は、こともあろうに、1982年にウィーンで開催された第7回学会のときに宣言される。精神分析に基づくもう1つの動きが、1968年以降に、医学的専門分野としての精神医学に対する徹底的な異議申し立てとなるに至るのである。

　文献

1 - GARRABE J. - Les écrits français de Freud. Communication présentée au congrès international organisée par l'Université de Gand en 1995.
2 - FREUD S. - *L'hérédité et l'étiologie des névroses,* 1896.
3 - FLOURNOY Th. - Archives de Psychologie, 1903, 72-73.

4 - REGIS E. - *Précis de Psychiatrie*, Drouin, Paris, 1914.
5 - SAUSSURE de R. - *La méthode psychanalytique*, Payot, Lausanne, Genève, 1922.
6 - DIDE H. et GUIRAUD P. - *Psychiatrie du médecin praticien*, Masson, Paris, 1922.
7 - REGIS E. et HESNARD A. - *La Psychoanalyse des Névroses et des Psychoses*, Félix Alcan, Paris, 1929.
8 - HESNARD A. et LAFORGUE R. (sous la dir. de) - *L'Evolution Psychiatrique. Psychanalyse -Psychologie collective*, Payot, Paris, T. I (1925) T. II (1927).
9 - ROUDINESCO E. et PLON M. - *Dictionnaire de la psychanalyse*, Fayard, Paris, 1997.
10 - EY H. - Valeur scientifique et morale de la Psychanalyse, *L'Encéphale*, XXXIV, 1939, Avril, 189-220.
11 - LOEWENSTEIN R. - Le transfert affectif in 8 (T.II) 75-90.
12 - HARTMANN H. - *La psychologie du Moi et le problème de l'adaptation*, trad. franç., P.U.F., Paris, 1968.
13 - EY H. - *Une conception psychogénétique. Freud et l'école psychanalytique. Etudes*. T. I (2e éd.) Desclée de Brouwer, Paris, 1952, 103-156.
14 - DALBIEZ R. - *La méthode psychanalystique et la doctrine freudienne*, (2e éd.) Desclée de Brouwer, Paris, 1950.
15 - EY H. - Efficacité de la psychothérapie, *Evol. Psych.*, XIV, 3, 289-302.
16 - EY H. - Introduction à la psychiatrie, *Encycl. Méd. Chir.*, 37005 A 20, 1955.
17 - EY H. - Mouvements doctrinaux de la psychiatrie contemporaine. *Encycl. Med. Chir.* 37005 A 30, 1955.
18 - CARUSO I. - *Psychanalyse et synthèse personnelle* (1952), trad. franç., Desclée de Brouwer, Paris, 1959.
19 - CARUSO I. - Uber der Symbolismus der hypnagogischen Vorstellungen. *Schweiz Z.f. Psychol.*, 1948, 77-100.
20 - LACAN J. - La chose freudienne ou Sens du retour à Freud en psychanalyse. *Evol. Psych.* 1956, 1, in *Ecrits*, Le Seuil, Paris, 1966, 401-436.
21 - SAUSSURE F. de - *Cours de linguistique générale* (1915), Payot, Paris, 1967.
22 - EY H. - Psychiatrie et psychanalyse, *Evol. Psych.* 1957, 3, Juil. -Sept. 473-487.
23 - *Evolution psychiatrique*. Les schizophrénies (II), 1958, 3, Juil. Sept.
24 - WALDENFELDS B. - *Einführung in die Phänomenologie*, Wilhem Fink Verlag, Munich, 1992.
25 - EY H. - BERNARD P. et BRISSET Ch. - *Manuel de Psychiatrie*, Masson, Paris, 1960, 4e éd. revue et complétée, 1973, 5e éd revue et corrigée, 1978.
26 - EY H. - La thérapeutique psychiatrique (Généralités) *E.M.C. Psych.* 37.300 A 10 (1976).
27 - EY H. - *Défense et illustration de la psychiatrie*, Masson, Paris, 1978. 秋元波留夫監修、藤元登四郎、山田悠紀男訳「精神医学とは何か 反精神医学への反論」創造出版、2002。
28 - EY H. - Médecine et psychanalyse, *Rev. du Prat.*, 1970, XX, 10, 1589-1606.
29 - EY H. - Le mouvement psychanalytique. *Revue du Prat.*, 1970, XX, 10, 1505-1543.
30 - LACAN J. - *Variantes de la cure-type. Ecrits*, Le Seuil, Paris, 1966, 323-366. 三好暁光訳「治療=型の異型について」、「エクリ」弘文堂、1977、1-53。
31 - PALEM R.M. - *La psychiatrie et la psychanalyse*, E.S.F., Paris, 1973.
32 - ELLENBERGER H.F. - Histoire de la découverte de l'inconscient, trad. franç., Fayard, 1994. 木村 敏、中井久夫監訳「無意識の発見」弘文堂、1980。
33 - EY H. - A propos de 《La découverte de l'inconscient》 de Henri F. Ellenberger,

VII 反精神医学
前精神医学
反反精神医学

　第二次世界大戦後、アンリ・エーの仕事が大きな貢献をした新しい力動精神医学が、見かけは完全に対立する理論的運動によって、同じ時期に二重の異議申し立ての対象となったという事実は、歴史的に説明されていない。実際、これは、60年から80年までの20年の間の出来事である。客観的精神医学 psychiatrie objectivante が、イギリス生まれの誤った基本的精神病理学概念によって、1980年にアメリカで勝利を収め、多少とも強い影響力で全世界に広がったが、その一方で、一般に《反精神医学》とよばれている激しい抗議運動が広がった。《反精神医学》は、1967年に出版されたディヴィッド・クーパー（1931-1986）の**精神医学と反精神医学**（1）のタイトルに由来している。1つが、もう1つの反応を引き起こしたと考えていいのだろうか。しかしこの場合、どちらが科学革命あるいは文化革命の結果なのか、どちらが反革命の反応力になったのか。いまだに現代の精神医学史は、私たちの時代になっても、この点については意見を述べる勇気がない。ジャック・ポステルとデヴィッド・F・アレンは、マーク・S・ミカールとロイ・ポーター編集の論文集**精神医学の歴史を発見する**(3)に掲載された、《フランスの歴史と反精神医学》(2)の1章で、フランスの反精神医学運動の歴史的研究だけを述べている。彼らは、フランスで育った豊かな思想を明らかにしているが、新生物主義 nouveau biologisme（サルトルは、1936年に、心理学的事実の生物学あるいは文化主義とは反対である社会学的生物学による説明をこう命名した）へと向かう、精神医学的思想に伴う進歩の隠された面には、触れていない。ポステルとアレンは、エーが1975年にチュイールの専門病院センターで開催した**統合失調症の概念**のセミナーの序文（4）による反応を考慮に入れている──これは疑いなく、統合失調症性精神病概念の発見的価値、特別扱いの対象を問題視することに対する反応であり、師の節度ある相対的-反精神医学批判と受け取れる。師は、私たちの見るところでは、錯綜する矛盾した分析の中に、言葉の本来の意味で反精神医学と見えたことに対して、いち早く過敏に反応したのであっ

た。ピエール・ピショーは、1996年のマドリッドの第10回世界精神医学会で発表した**精神医学の1世紀**（5）の再版の結論で、根底となる決定論があいまいな反精神医学運動から共通した性格を引き出そうと試みている。彼は、《治療に対する攻撃は、生物学的治療（特に電気ショックであるが化学療法も含む）と同じく、精神分析や行動療法にも及んでいた》（5 p. 226）と評価している。エドワード・ショーターは、精神医学の歴史の大雑把な検討《隔離の時代から薬物治療の時代まで》（6）における、《第2の生物学的精神医学 The Second Biological Psychiatry》（p. 272）の章で、反精神医学について数頁を割いているが、この異議申し立ては、生物学的精神医学の勝利のときに現れる歴史のアイロニーであると強調するにとどめている。

　私たちの理解するところでは、臨床科学として定義される精神医学は、ある面で次のように疑問視されたと思われる。1つは、反精神医学のいうその対象 ─ 狂気 ─ は、医学的方法論に従う精神疾患である限り、まさに科学的態度から外れている。また他方では、それと対照的に、神経科学の支持者によれば、真の科学だけが、生命-ニューロン-行動の障害の問題、すなわち、臨床精神科医の発明した精神疾患と称するものを解決できる。哲学的観点から前精神医学的二元論への回帰まで対応する、これらの2つの異なる理論の動きは、キャバニスが述べたような、肉体と精神の関係の問題の作成の仕直しにまで至る。これに対して、エーは精神疾患の器質力動論によって解決できると考えたのであった。

　1969年、トゥルーズの学会で**狂気の歴史**の思想体系に関する討論を始めたとき、エーは、フーコーの論文に対して精神科医の側から激しい反応が起こらなかったことに驚いた（7）。まず、ヴィクトール・フォン・ヴァイツゼッカーの翻訳者（ミシェル・フーコーとダニエル・ロシェによる**ゲシュタルトクライス**の翻訳である《構造的円環》は、1958年に《フランス語圏神経精神医学叢書》から出版された。その序文では、アンリ・エーが有名な医学哲学者の生物学的あるいは医学的人間学を紹介している）、およびルートヴィヒ・ビンスワンガーの**夢と実存**の解説者（ジャクリーヌ・ヴェルドーの翻訳による《夢と実存》のフーコーの序文は、翻訳テクストと並んでいる（9））に対して、エーは敬意を捧げている。それからエーは、**狂気の歴史**の著者を招待したにもかかわらず、トゥルーズに来ることができなかったことについてのフーコーの謝罪を出席者に伝えている。また、病気のペドロ・レン・エントラルゴも、不幸にも謝罪せざるをえなかった。

この医学史家は、**ヒストリア・クリニカ La historia clinica**（10 pp. 541-572）の、《Patografia y biografia》の章で、ラテン諸国にフォン・ヴァイツゼッカーの人間学的医学思想を非常に明快に紹介した人である。

　こうして私たちは、狂気の人間学について有名な学者たちの討論を見ることができなかったが、フーコーがやって来なかったことが、いまだに惜しまれてならない。フーコーは、その著書の有名な序文（続く版では削除されている）で、フォン・ヴァイツゼッカーの構造的展望でその名前を挙げていないが、次の立場に立っているようである。《狂気の経験のこのような構造は、歴史上の総体であり…この研究の対象となる…　それゆえ、狂気の歴史を書くことは、次のようにいえるだろう。すなわち、歴史的な全体の構造 ── 様々の概念、様々の制度・法制面と治安面、様々の科学的見解 ── を研究することである。これらのことから狂気は捉えられるのであるが、野生状態では決してそれ自体としては復元され得ない。》（11 p. VII・邦訳 13 頁）。

　まずエーが行った批判は、精神医学が生まれた人間性の時代の本質的な歴史的問題についてである。《精神医学の誕生は、啓蒙の世紀の合理主義の結果ではない。精神医学の誕生はルネサンス時代であり、まさに驚くべき（美的で神秘的な）理性を欠いた Déraison の花が咲いた時代である》（12 p. 244）。これが正しいとすれば、フーコーの理論は根拠がない。エーが、ルネサンスにおける精神医学的事実の構成の人類学的根源について語ったことは、最終章で立ち戻ることにしよう。彼はこの貢献について《医学史における精神医学の歴史》を執筆しようと計画したが断片しか残されていない。

　精神医学の誕生のフーコーの《人間学的循環 cycle anthropologique》は、エーが輝きに満ちていると絶賛した章から始まる。そこでは、ブラントからボッシュ（恍惚の楽園はバニュルス・デル・ザスペルスにあるアンリ・エーの図書室に昔飾ってあり、そのまま今も飾ってある）を経て、シェイクスピアとセルヴァンテスへと向かう。そこには、驚異的、詩的、神秘的、魔術的な理性の欠如のイメージがあり、狂気が理性の病気として扱われるとすれば、これらのイメージは、狂気の中に消滅してしまう。エーは、フーコーについて、ポール・ザッキアス（1584-1659）の著作に関する、正確で桁外れの知識があることを指摘している。ザッキアスは、精神医学の歴史研究家によれば、医学領域で狂気の研究を始めた重要人物である。フーコーは、《種の園》を訪問した。その空間には《狂気の像があり、不条理な

構造の像（私たちはネガティブと呼ぶと、エーは述べている）であると同時に、依然として理性的な構造の像（私たちはポジティブと呼ぶ）のように思われる...M・フーコーは確かに、「啓蒙の世紀」の作者たちによって構造分析のレベルに到達しているが、「啓蒙の世紀」の作者たちの功績もその点にあると思っている。フーコーは、深く入りこむことができるにもかかわらず、狂気の構造に踏み込むことをつまらないと見なしたことは、私たちには残念である》（12 p. 251）。

エーはまた、この《妄想の超越性》の章を、《この著書の論争的で弁明的な文脈から切り離しているのは、妄想の歴史への立派な貢献》（12 p. 251）と見なしている。この書の第3部は、エーの目からすると言語同断なものである。《医学による狂気 Déraison の簒奪という破廉恥行為》を述べているが、《精神医学、マニグラフ、癲狂院の医師、精神科医は、法の抑圧的な構造の中で理性の女神に仕える警察のようである》（12 p. 254）。[訳注：マニグラフ Manigraphes は、著者に問い合わせたところ「manie（狂気）のことであろう」とのことであった]。もし《人間の真の狂気が、その非理性的な自由運動を通じて狂気の人々に見出される》とすれば、それは正確には、この問題性を含む精神医学、人間の病理学の考え方が、狂気の構造の問題を提起し、私たちに、《その一般的性質ではなく、生の本質だけでもなくて、人間の本性、すなわち人間の身体を世界に結びつける絆の組織化の自然の存在論や個体発生》（12 pp. 255-256）を決定させるのである。

1974年にエーは、**内外科学百科事典**を世に出したとき、反精神医学の意味と反意味について論じ、歴史的観点から狂気の構造の医学的人間学の研究を続けた。実際、精神医学の科学的基礎や制度の問題は、その時代と文明に結びついた精神疾患の性質の問題を必ず引き起こす...《何世紀にもわたって、どれだけの文明や文化的グループが、未だに［精神疾患は］「存在しなかった」あるいは「存在しない」といっただろうか。それゆえ、臨床家の視点からすると、精神疾患の認知には、社会的思想的条件が存在する。そしてこれが、まず人間学的空間（この象徴的な次元）において、「精神疾患」を出現させるためのいくつかの条件を、はっきりさせなければならない理由である。この人間学的空間は、生命の**物理学**と人間存在の**精神的**構造の間の関係生活生命の組織化そのものによって、割り当てられるからである》（13 p. 2）。ついでに、医学的人間学によってエーが提示した精神疾患の定義に注目しよう。エーが提唱している人間学によれば、《したがって、関係生活生命の病理学に適応される医学的科学の対象として、精神医学的現象学

VII 反精神医学　前精神医学　反反精神医学

が登場したのは、驚くにはあたらない... たとえ医学誕生後すぐに現れたとしても... 実際にはより遅れて、ルネサンスの頃になって初めて認められたとしてもである... 精神医学（心的生活生命(ヴィープシシック)の病理学的疾患の承認）において失精神医学 a-psychiatrie（精神疾患の社会文化的失認）への移行は、精神疾患が、「身体的」であり「精神的」ではなく、... 自然のものであり文化的ではないという意味である》(13 p. 2)。精神疾患が、1つの様相、すなわち純然たる《*精神的*》臨床像を示すときでさえ、この解剖病理学的モデルに基づいて、精神疾患を**身体的**疾患として説明する器質仮説が築き上げられたのに対して、... 精神医学の《第2の革命》を構成する強い反応が、この大げさな器質論的傾向あるいは機械論に反対して現れたのだった。しかし《反精神医学的モデルが構成されたのは、まさしく、反器質論的、反医学的傾向が強調され、絶対的な無意識の心理学あるいは社会原性疾患の心理学に向かったということである》(13 p. 3)。

　思想の歴史発見と類似した過程は、《大監禁》から《癲狂院》へ、それから、精神病院へ、そしてついに精神病院の解放へと発展した精神医学制度の歴史にも認められる。この進歩によって、1945から1970年のフランスでは、精神医学制度は病院の中と同様に、病院の外でも治療を行うことを目指すようになったのである。精神医学は四半世紀の間に、二重の否定、まず制度の否定、それから、基本的概念の否定を体験したのであった。エーは、制度の否定の最も有名な例を示している。すなわち、ディヴィッド・クーパーのパビヨン21、ロナルド・D・レインのキングスレイ・ホール、ゴリチア・ド・F・バザグリアのオスペダル精神病院 Ospedale psichiatrico である（14）。

　精神医学の基本概念の否定は、エーにとって、5つの命題を提起するように思われた。

　　— 《精神疾患》は、医学的あるいは疾病学的診断の体系に入れることはできない。

　　— 《精神疾患》は、出来事やその環境条件に対する《反応》でしかない（エーは、ここで、**コンフロンタシオン・プシキアトリック**の第12号（15）に発表した、**精神病理学における《反応》概念の批判的試論**を引用している。

　　— 《精神疾患》は、無意識の構造の精神力動学的現れにすぎない。

　　— 《精神疾患》は、家族の病気あるいは対人関係のきずな（ダブル・バインド double bind）の疾患である。この提案は、精神病、特に統合失調症(スキゾフレニー)やパロ・

123

アルト Palo-Alto 学派によって入念に作り上げられたダブル・バインド double lien の疾病原因論的理論によっている。

　——最後に《精神疾患》は、ただ純然たる社会の病気にすぎない。

　エーにとって、ディヴィッド・クーパーとロナルド・レインは、**理性と暴力**（16）で、サルトルの哲学の最も優れた深い分析を行った。レインが、《精神病理学的》実験（17）に関して、彼独自の確固とした政治的基礎としたのは、《弁証法的理性批判》である。《反精神医学は、形而上学的深さからサルトルの反哲学のレベルまで一体化する》（13 p. 10）。エーが、《対自存在》の存在論について、ハイデッガー-サルトル的分析を大いに尊重して、《ここで他者との関係におけるエゴの超越性の深い理論的レベル》を強調するとすれば、それは、《反精神医学の基本的主張の説明が、本質的にかつ根本的に観念論的であり、本当に形而上学的であるように見せかけているからである》（13 p. 10）。反精神医学は、病理学的な疎外を説明することはおろか、理解すらできないので、完全な科学認識論的破綻である三重の否定によって、疎外の実在 réalité を否定することになる。反精神医学的運動は、反医学であると同時に、反理性、反社会を証言している。

　この**反医学あるいは反自然**にとって、《患者の実在は、身体と器官の実在でしかない》。《精神疾患》は、《器質的》でもなく、身体的でもないゆえに、存在しない... それは、身体と精神の間の断絶に位置づけられる、まさしく形而上学的レベルにある（サズ 1961［**精神病の神話 The myth of mental illness**］、邦訳「精神医学の神話」訳、河合洋　他、岩崎学術出版社、1975）。反精神医学は、本質的に反医学というべきであり、並行論者の二元論の名において... 諸々の精神病理学的現象の病因論として... 身体とのかかわりをすべて否定するように要求する。これらの病因論は、いわゆる、精神の法則の分析（精神分析）、社会的法則の分析（社会原性）の対象でしかあり得ない。この分析は、不当にも、ただ《疾患》と呼ばれているだけのものの純然たる精神的性質を尊重する... 肉体と精神の古くからの永遠の問題... は、人為的に並行論によってしか解決できない... この避難所は、同じく、機械論者の強固なモデルと純然たる精神モデルを発展させると同時に対立させる...》。エーは、この二元論は、フランス学派やアングロサクソン学派における基本的な直感であったことはわかるが、ドイツでは、医学や精神病理学は、伝統的に病理学の精神力動学的考え方を作り上げてきただけあって、反医学のテーゼは通用しなかったことを指摘した。

反理性（あるいは**反知識**）、《生命と精神から作られている人間に関して、すべての哲学は、人間存在の不可分な2つの部分を分割した... 歴史的研究は、瞑想や主観的経験の神秘主義派、直感主義派の運動と絶えず対立を続け... デモクリトスからデカルトへの合理主義が、啓蒙の世紀を輝かせ、哲学思想（ヘーゲル）や現代科学を支える... 現代思想において、**非理性**のカルトはあたかも人間は構築物を作る可能性に倦んで絶望し、さらに瞑想によって引き寄せられているかのように、理性の偶像崇拝に進んでいる》(13 p. 11)。エーは、このように、前もって、私たちが客観化した精神医学／反精神医学（神経科学的精神医学の狭量な合理主義に対する反応）の弁証法に述べた、仮説的な二者択一に答えている。《反精神医学が、闇の世紀において、まさしく存在しているように見えるものについての論争の最も重要な「対象」として、最も純粋に理性を欠いているもの Déraison として狂気を... 利用したのは、理性に対する不信、非理性に対する目がくらむほどの愛着であった》(13 p. 11)。反精神医学の本質的あるいは実存主義的2つの立場において、メタ心理学のすべてに対する関心が見出される。すなわち精神病理学的経験と夢の類似と妄想（デリール）と美的創造の類似である。

レインの現象学的研究について、エーはビンスワンガーとミンコフスキーの現象学を比較し、精神病理学的経験の恍惚的あるいはサイケデリック的性質を強調している。ちょっと余談になるが、驚いたことに、反精神医学の語り手は、反精神医学の起源のひとつとして、反精神医学のサイケデリックな幻覚状態 psychédélisme については、ほとんど語っていないのである（1966）。この壊乱は、幻覚誘発物質（語源学的には《魂を視覚化する》）に頼る礼賛者の残骸の空間に起こったものである。ティモシー・ラリー Timothy Leary（1920-1996）は1963年以降、**サイケデリック・レヴュー The psychedelic Review** で L.S.D. の使用を推奨した。それは、この経験がカウンター・カルチャーの忘却された起源を想起する機会となるからである。エーは、彼の**幻覚概論**（pp. 659-681）の幻覚剤に関する章に私たちの注意を促し、この点に関するレインの立場がはっきりしないと指摘するにとどめている。合理主義的あるいは科学的精神科医は、自分たちが統合失調症性精神病（スキゾフレニック）の治療に L.S.D. を使用したことを、失念しているように見えることは確かである。この治療法もまた、ジャン・ドレーやその共同研究者が、1966年のワシントンの精神薬理学会で、初めて《精神異常発現薬 psychodysleptiques》として定義した物質の発見によるものである。これは、現

代の精神薬理学の歴史の最も重要な事件である。

　反精神医学にはもう1つの類似、すなわち妄想と芸術的創造との類似があり、《精神病》は、《心身の崩壊 break-down》ではなく《貫通》であるが、理性による抑圧のよろいを引き裂き《突破口 break-through》...《想像力 folle du logis》を解放するものであるという考え方へと導くという。したがって、狂気は聖なる道（1974年に Ch・ドラカンパーニュは神聖の道と呼んでいる）のようであり、人間は、理性の鎖を砕いたときだけに、精神的疎外の唯一つの原因を乗り越えるのである。レインは、《統合失調症はうまく社会的な擬似現実に適応しないようにするための、成功した企てである（1967）》と書いている。

　反社会（あるいは**反文明**）。理性に反逆し狂気に与する十字軍は、社会政治的面で、《ラディカル精神医学 Radical psychiatry》(18) と命名されたものとともに頂点に達する。なおラディカルとは、アメリカでいう過激派の意味である (18)。この主張は、理想的で健康な社会では、《精神疾患は存在しない》という独断的な信仰を通じて表現される。

　エーは新たに、反反精神医学的アンチテーゼを唱えた。すなわち、《精神医学の歴史、特にその誕生の歴史は、精神病理学的事実および精神病者は、十分な自由が明らかな社会構造においてしか現れない特徴を示している。なぜならば、自由の欠如は、存在論的な現実として「一目瞭然である」からである（このことは、K・ヤスパース、L・ビンスワンガー、E・ミンコフスキー、R・レインすらも、J・ラカン、J・P・サルトル、A・ド・ヴァーレンスらの、最も深い分析とも一致している）。《精神疾患は存在論的自由の喪失（J・ツットのいう自由喪失 Freiheitverlust）であり、自由の牢獄的剥奪（自由の停止 Freiheitsentziehung）とは混同できない... 精神疾患の存在そのものを否定することは、正確には、人間の条件としての自由の全体的な拒絶という代価を払うことである》(13 p. 13)。

　現代の精神医学者の中で最も偉大な思想家たちに支持されたエーの論文は、精神疾患の実体の背景となっているのは、存在論的自由の喪失と規定している。彼は、1971年、メキシコの第5回精神医学会で提案した立場を頁の下の脚注に記している。その学会で、ソ連の精神医学は、反体制者への政治的抑圧の目的で濫用されているという告発に始まっており、この濫用と反精神医学を同時に非難する動議が提出されたが、当時、その意味は理解されなかった。エーの論拠は次のようである。《自由の病理（「精神疾患」）や、理性の統合的・超越機能や社会制

VII　反精神医学　前精神医学　反反精神医学

度の理念そのものによる個人的自由の保障をすべて否定するイデオロギーのために、精神医学制度の概念と制度は、決定的にかつ等しく糾弾され、まったく逆説的に疎外された存在となり、政治社会的抑圧の代替物にされることがよくわかる。したがってこのイデオロギーは、精神医学制度を濫用して、どんな政治的構造にも不満を抱かせないようにするのである。なぜならば、それはどんな場合も精神的健康や個人の自由を唯一の関心の対象としないので、個人の自由は、現実に存在論的病理学的な組織解体の結果、行使できなくなってしまうからである。以上が、精神医学の濫用に対して警戒を促している「動議」全体の理由であり、まず、精神医学の濫用を糾弾するために、精神医学は、生物学的、論理的、道徳的、社会的基礎に基づくべきであって、「反精神医学」のイデオロギーによって無効にされるべきではない、ということを宣言する義務がある》(13 p. 13)。

ここでこの脚注を引用するのは、それが、70年代の反精神医学について、エーの考え方のいくつかを総合しているように思われるからである。その重要な3つの提案を読むと次のことがわかる。

　—《精神疾患》の病理学的性質の否定
　— 狂気の賛美
　— 狂気と人間の社会制度との同一視

したがって、このテーゼに対する回答として、次のアンチテーゼが示される。
《このアンチテーゼは、精神疾患の人を解放する治療法に道を開く。すなわち、治療のための強制的監禁から解放するだけではなく、その自立を自由に行使できないこと（病気が拘束する）... 意識的で組織化された人間となる、あるいは再びなることができないことからも解放すべきである》(13 p. 14)。

この反反精神医学のテーゼから、器質力動論モデルの基本的な命題がわかる。エーは、《ジャクソンの概念から...》(19 pp. 209-280) の第3部で、《「精神疾患の自然史」としてしか定義できない精神医学的知の理論化》によって、最終的に練り上げた概念を示している (13 p. 14)。こうして器質力動論の円環は、この反反精神医学、すなわち、エーが人生の総まとめと考えた序論によって閉じられる。彼はそのとき、この序論を《医学史における精神医学の歴史 Histoire de la psychiatrie dans l'histoire de la médecine》として取りかかったが、完結するには至らず、断片として残すのみとなった。それらの断片は、本書の第8章と最終章で分析することにしよう。

エーは、《精神疾患の否定あるいは治癒 Nier ou guérir les maladies mentales》と題する１巻にまとめたかったのだが、彼の意向とは関係のない理由で、２つのテクストが**内外科学百科事典**の中に掲載された。今述べたばかりの反精神医学に関するテクストは《精神医学的治療 La thérapeutique psychiatrique》（総論）(20) であるが、これは、1955 年版では、《精神医学の方法と治療技術 Méthodes et techniques thérapeutiques en psychiatrie》(21) と入れ替えられ、エーは、彼の科学的・哲学的遺言ともいうべき**精神医学の防衛と実証**(22) を出版する。

エーは、精神医学の主題としての精神病理学的事実の認知に対する科学認識論的障害について自問し、次のように書いている。《精神病理学的事実によって提起される最も重要な問題は、以下の通りである。***精神医学は人間の科学か自然の科学か？***ということである。周知の通り、もし精神医学が、人間存在を形成する無数の行動、観念、情念、葛藤以外にいかなる対象も持たないとすれば、知識と社会的規定については、いかなる特異性も主張することはできない。しかしまた、はっきり理解できることは、精神疾患概念が人間の自然の疾患を意味し、文化と関わる偶発的変化を意味しないとすれば、結局、有効なものを引き出し得るのは、ただ人間存在を***組織化***する存在論的概念による他はないということである。それゆえこれは、生物学と医学の領域の問題であり、社会心理学的領域の問題ではない》(22 p. 5・邦訳 43 頁)。

エーは、このように人間存在の存在論的考え方の医学的起源を想起した後で、まず医学的倫理における、《偽精神医学 fausse psychiatrie》に対する主たる非難に答えるために、次のように訴える。《というのは、精神科医の医療倫理の特性は、精神疾患の実在（レアリテ）と対決することであり、これはいわば、社会との関係という個人とは別の問題（外的問題）に関連している自由の内的（または存在論的）問題の異常と対決することである。つまり、精神科医が自由意志の行使そのものによって、自己の道徳的責任において、当然自らの義務を負うということである》(22 p. 15、邦訳 54 頁)。

《「精神疾患」が神話だとすれば、それは、実在（レアリテ）ではなく、本質的に超自然的、想像的、詩的、道徳的なものということになる... このように精神疾患の実在（レアリテ）を否定して神話とみなすことは、あらゆる「奇妙な」あるいは「支離滅裂」な産物を超自然か理想（自然界外）であると主張しているとしかいいようがない》(22 p. 17・邦訳 55 頁)。ここで私たちは、「神話」という言葉の多義性に出会う。この語は、

Ⅶ　反精神医学　前精神医学　反反精神医学

T・ザスが「現実と関係のない精神の構築」あるいは「多くの場合現実的根拠のない、単純化イメージ」という遅ればせの意味で、精神疾患に結び付けたもので、「想像上の物語」という本来の意味ではない... ロベール辞典によれば、「神話は、人間の条件の自然の形や様相の象徴的な意味を具現した存在を演出する」のである。反反精神医学的精神医学は、実際にこの意味で精神疾患である狂気の言説は神話であると考えている。エーは、また再びこの精神疾患の否定に関して、特にトマス・S・ザスの論文である反精神医学の論文に立ち返っている。それによれば、「精神疾患は、精神の問題であるから、身体病理、生物学あるいは医学の対象である病気の枠にはめるのは誤りであるとする主張である」(22 p. 18)。これは新たに、哲学的観点からすると二元論に対応することになる。彼は、この二元論を、思考と延長というデカルト的区別と同一視する。しかし、私たちからすると、「二元論」とデカルト的形容詞を体系的に結びつけることが伝統であるとしても、それによって身体と精神を分けて考えるとすると、**形而上学的省察**と**情念論**の作者の思想とは、きわめてかけ離れた概念となる。ジャック・デリダは、「コギトと狂気の歴史」(23)で、ミシェル・フーコーの「大いなる閉じ込め」に関する章の冒頭で、有名な「省察」の一節を引用したデカルトに関する頁について、フーコーの理性を欠いているもの Déraison の称讃は、反フロイト主義よりもさらに激しい形而上学的反デカルト主義を示していることを強調した。これに対して、1972年にフーコー側からその本の再版のあとがきの形で、反撃が起こったが、これは2人の哲学者の仲たがいのように見える (24)。その資料は、アンリ・エーについては無視していたようである。私たちは、1989年にビセートルとサルペトリエールで「ピネルからフロイトへ？　道徳療法：ピネルから現在までの発展」(24)というテーマで、ピネルの業績記念を開催して、私たちの発言でこの議論を報じたときに、ミシェル・フーコーが、私たちから見ると誤った仕方で、狂気と神経症の2人の解放者の考え方の間に築き上げた連続性を分析した。フーコーによれば、ピネルもフロイトも治療的関係という鎖に縛り付けて患者を疎外しているので、偽の解放者に過ぎないというのである。

反対に、エーの慧眼は、精神疾患の実在(レアリテ)の否定は、精神力動論的精神医学によって見出された精神的実在(レアリテ)の否定に帰着することを見逃さなかった。すなわち《精神医学の... 対象は、人間を規範的な規定で保たせる組織（現実の統合システム）の歪みそのものである実在(レアリテ)の形態である... 精神発達的(プシコジェネティック)運動は、症状の意味を理

129

解していない19世紀の古典的精神医学を非難しようとねらっている...これは、この異議申立てによって告発された道徳的スキャンダルであり、フロイトの精神力動論的貢献を失念しているか、誤解していると思われる...精神疾患の精神的実在(レアリテ)を拒否することは...精神疾患の精神発達的(プシコジェネティック)な考え方のすべて — この疾患の否定の形 — は、本質的には、形而上学であるメタ心理学として、悪の意味と問題を採用することしかできず、それを疾患の考え方と置き換えている》。精神医学のもう1つの弱点は、次のことに由来する乱用へと導く可能性があることである。《精神医学思考を解体しようとする動きは — それが、差異化の科学的知識であり、またそうであるべきである限り — すべてを*その守備範囲の際限のない広がり*の中に位置づけるという特有の誤りにある。精神疾患の概念およびそれに含まれる「管理行動」の不当な拡大は、拡大されるごとに堕落と否定に向かってさらに歩を進める》(22 p.37)。エーは、精神医学領域の境界線を、心理学、犯罪学との関連ではっきり区切っている(この点について彼は《精神医学と犯罪学》の出版をほのめかしている。しかし彼の著作目録では、この主題に関する論文として、1977年のランフォルマシォン・プシキアトリック L' *Information Psychiatrique* 誌に掲載された、ミシェル・フーコーのラジオ放送《罰するあるいは癒す Punir ou guérir》についての批判的論評しか見当たらない)。それから社会学、特にミクロ社会学との関連である。精神医学は、治療の魂を失ってまで精神疾患領域の外に踏み出すべきではない。逆に、これらの他の学問分野の専門家たちは、偽の病人かもしれない人々に固有な方法と、本当の精神疾患に侵されているかもしれない人々に固有な方法とを区別して、精神病理学の領域に踏み込んで、さらに侵略するときに、誤りを犯す。

　エーは、これらの弱点を補うには精神医学の基本が何であるべきかを思い出す事であるという。これらの基礎とは：
　　— 正常と精神病理学の問題の重要性
　　— 精神疾患の実在(レアリテ)
　　— 最後に精神医学の社会的機能

　第1の点に限ると、これは、精神病理学的事実の客観性の問題であり、これについてエーは、最後の歴史的研究で述べることになるとしている。このことは、VIII章と最終章で解説しよう。《医学一般、特に精神医学は、科学認識論的に*正常と病理の差異*という最も重要な判断に基づく識別科学 science diacritiques であ

Ⅶ　反精神医学　前精神医学　反反精神医学

る》(22 p. 52・邦訳 95 頁)。実際、そこに**医学の誕生 Naissance de la médecine** の主題がある。《まず私たちが、**病的現象**一般の概念の歴史的（とりわけ論理的）起源を探るならば、**精神病理学的**概念の難しさはもとより、特にその緊急性をよく理解することができる。そもそも疾患とは何であるか、医学の対象である限り病的現象とは何であるか... 疾患は悪とは区別されることでしか意味がない、すなわち、病的であることの概念は罪の概念と一致しないだけではなく、その道徳的有罪性を排除することによって構成される。しかしまた私たちは、まったく同じく医学的に病的現象は決して「異物」として定義できないといわなければならない... 人体に異物を入り込ませること、このようなまったく空間的な考え方に基づく疾患の理解は... 身体空間で異質な諸要素を組み入れること、全体の部分を等しく構成しているものを、疾患から排除する機械論に基づいている。すなわち、機械論にその意味を与えることである。

... 疾病は、病理と生理、正常と病理を結ぶまったく別の視点で出現する。すなわち、*生きている*組織の崩壊という視点である》(22 p. 54・邦訳 96 頁)... 以上のことは、精神病理学的概念にも当てはまることを確認しよう。《もちろん精神医学的知識が、精神疾患を客観化するために、克服すべき科学認識論的障害はあるけれども》。なぜならば、《精神病理は傷口や出血を伴う外傷のように一見して分かるものではないが、医師の目に組織の混乱としてはっきり映らなければ、診断的、または鑑別的認識の対象とはならないということである》(22 p. 55・邦訳 97 頁)。アンリ・エーは、精神病理学的概念の不明瞭さそのものについても問いかけており、第 1 の困難は関係生活生命（ヴィー・ド・リラシオン）の体系としての精神現象の定義の難しさである。関係生活生命（ヴィー・ド・リラシオン）の表れは本質的に適応であり、外部と内部の環境が同時に変化する。すべては変化であるという観点からすると、異常は単に、平衡した規範として保たれている平均からの統計的逸脱という意味にすぎない。エーは、この単純化した定義に対して、精神現象を《多重化統一体、構成的秩序、進化的規範的組織》とする定義 (22 p. 57・邦訳 99 頁) を対置させる。彼は、この組織の病理学的変化を明らかにできる現象の例として、睡眠 - 夢の現象と、規範的進化との関連で異常を客観化できる、精神的成熟過程の漸進的発達現象をあげる。《**精神病理学的事象は**... 疾患一般と同様に、心的存在の個体発生的組織化の、多少とも持続的かつ可逆的な組織解体によって形成されるということである。す**なわち、精神病理学的事象は、潜在的にこの組織化に含まれ、この組織化によっ**

て抑制される》(22 p. 58・邦訳 101 頁)。

　科学的精神医学の基本を支える第2の点は、精神疾患の実在（レアリテ）である。客観化の進歩により、厳密な症候学的解釈を通じて、《心的生活生命（ヴィー・プシシック）の組織解体の潜在的構造をその徴候の表れから察知すること》(22 p. 62・邦訳 105 頁) が可能となる。《精神疾患の臨床的実在（レアリテ）は... 関係生活生命（ヴィー・ド・リラシオン）の規範的組織を侵す、**疾病過程**を認識することによって初めて確かめられる... 「真の精神病理学的」形態の実在（レアリテ）は...、崩壊の欠陥的様相に含まれる構造と一致する... 意味を保存し付与する表面下の残存する活動の表れ... この考察によって、いわば必然的に、心的存在（「心的身体」）の組織解体は、各個人の身体を構成する人間の特性を「組織の外」に位置づけることはできないという考え方にたどりつく》。

　エーは、器官発生 organogenèse（オルガノジェネーズ）と精神発達（プシコジェネーズ）の問題に立ち返り、精神発達（プシコジェネーズ）という用語の現代的使用のもととなっている誤解を晴らそうとしている。すなわち、精神発達（プシコジェネーズ）は、精神疾患の純然たる心理学的疾病原因論を意味しているとされているが、これは誤解であり、私たちが、1946 年のボンヌヴァル討論会の議論と関連して指摘したことである。《「精神発達 psychogenèse」という用語は、二重の意味があり、精神疾患の本質を覆い隠さないように、そのあいまいさを除去しなければならない。第1の意味（ドラランド辞典にはこれしか掲載されていない）として、この言葉は心的生活生命（ヴィー・プシシック）の発達を示す。第2の意味として ― 精神疾患の病理学的本質の意味は失われて、精神病理学的記述とは相反する固有の意味 ― 「心的因果性（コザリテプスィシック）」と同義である。この第2の方を採択すれば、それは、精神的発展の概念と精神病理学的因果関係の原則が混り合うことになるだけに、意味が拡大されてしまう。すなわち、精神病理学の領域から経過の概念が除去されて、K・ヤスパースの人格の規範的発達と異質的病理学的過程との間の区別をなくしてしまう》(22 p. 63・邦訳 107 頁)。

　エーは、《脳と思考の間の同形的癒着を禁止する》器質臨床的乖離 écart organoclinique の問題について、精神疾患の器質性に関して振り返り、その解答として与えられたこの理論は、《心因論者 psychogéniste のモデルにも機械論者のモデルにも還元できないだけに、精神医学の要である》と考えている (22 p. 63・邦訳 107 頁)。

　病理学的事実は、**ナチュラタ** *naturata*（組織化されたもの organisée）であると同時に、**ナチュランス** *naturans*（組織化する organisante）である人間の性質

about:blank

Ⅶ　反精神医学　前精神医学　反反精神医学

について、そして意識的かつ組織化された存在と中枢神経系の一般的機能との関係について、考えさせる。《なぜなら、脳にまつわる神話は... 放棄すべきであるにしても、脳を抜きにした心理学（や精神病理学）のような、別の神話に落ち込むためではないからである。いかなる「心的現実 réalité psychique」も... 脳に特有な創造的活動を具現化する身体的な上台がなければ、出現し得ないということは、誰の目にも明らかであろう。しかしその意味では、明らかに脳は、もはや条件づけによって動く機械のようなものではなくて、いうなれば、人間の創造と自由を可能とする組織そのものであると思わなければならない》（22 p. 67・邦訳 110 頁）。

　臨床的に提起される精神疾患の実在（レアリテ）は、観察された事実の分類の問題を提起する。《いかなる病理学といえども、分類学を抜きにしては成立し得ない》。エーは、一度だけであるが、疾病分類学的体系 systèmes nosographiques という幻想については、ミシェル・フーコーと同意見である（しかしここでは、立派な**臨床医学の誕生**（26）のことをいっている）。エーは特に、1976 年に WHO の刊行した**国際疾患分類**の第 8 版の《擬分類 pseudo-classification》に対して、特に手厳しい。しかしこれは、1979 年以降第 9 版と入れ替わった（27）。私たちは、私たちの**精神医学分類事典**（28）で、この第 9 版と、アメリカ精神医学会の**精神疾患の分類と診断の手引**（DSM-Ⅲ）を比較してみた。

　《あらゆる科学的医学の理想が、病気を臨床医の目で（精神医学の場合は特別で、大抵聴取による）はっきりした形として識別することだけではなく、その*病因病理学的過程*として識別することであるとしても、この医学的知の最高の形は、大抵の場合、空しい希望に終わる... 精神疾患もこの意味では同じであり、典型的な精神疾患や神経症を記述（現象学）によって、形を照らしだし... 精神疾患が示す心的存在（心的身体）の組織化の障害が明らかにされる。したがって、精神疾患は（他の病理の場合と同じように）、特定の因果関係まで分かることは稀であるとしても... この疾患は、治療のためにこれこれのものとして識別し、承認できる知識を通じて、客観化できることに変わりはない》（22 p. 70・邦訳 114 頁）。

　ここでエーは、《境界例 états-limites》、《borderlines》、すなわち、周縁型あるいは非定型の問題に対して、彼の全著作を通じて示してきた、当惑の理由を説明している。実際、精神病理学的種と属の境界線を変えることは、《一種の発生面で、必然的に... 一般化による拡大解釈、すなわち、すべての精神病理学的形態の

133

否定に導き、また個別にはすべての精神病理学的種の否定へと導くことになる》。しかるに《科学的精神医学は... 心的存在の崩壊を表現する限り、構成する複数の部分としての精神病理学的領域全体を、自然的に境界画定することに基づいてしか... 打ち立てられない》(22 p. 71・邦訳 114 頁)

　科学的精神医学の根拠となる第 3 点は、精神医学の社会的役割である。《社会政治的科学》であれ、《心理主義》あるいは《精神分析主義》の人間性であれ、精神医学の社会的機能から、この医学的専門分野は作られるという意見に反論した後で、エーは、精神医学の社会的機能は与えられている抑圧的機能とはまったく反対であることを断言する。《精神医学の役割は、病気の患者を解放することであり、それは、常に変わることはない... それは、本質的に自由の病理学である... なぜならば、精神医学は... 精神疾患の人が自由を取り戻すこと、癲狂院の壁から出て取り戻す自由ばかりではなく、存在の精神病理学的組織解体によって、結局は、本人が、囚われ人になっているその奥にある自由を取り戻すように援助することが唯一つの目的である... 精神医学は、人間関係の一般体系と混同されるものではなく、個人が、（組織化を通じた）個人として、自立性、自由を確保することができ、また確保すべきである限り、個人そのものの組織解体を扱う科学的医学である》(22 p. 72-77・邦訳 119-120 頁)。

　かくして、真の精神科医の姿の素描を描くことができる。精神科医は、これまで捏造されているカリカチュアとは反対に、警官でもなく政治的活動家でもなく、《治す》ことを役割とする医師なのである。《癒すこと、すなわちノーマライズすること、すなわち、自由を奪う精神疾患から患者を解放することである》(22 p. 80・邦訳 123 頁)。実をいうと、精神科医は、特別なタイプの医師である。なぜならば《冷たい無菌手術室の医師ではなく、実験室で研究し成果を挙げる医師でもなく、「器質的疾患」を治療する臨床医でもない... 理想的な精神科医は、次のような医師であるべきである。精神疾患を*理解し説明する*二重の役割を持つ医師であり、深層心理学... にも精通していなければならない... しかしその組織解体、分裂させる過程をよく知らなければならない。結局... 直感的で空想的であると同時に、また生物学者で合理主義者でなければならない》(22 p. 80・邦訳 123-124 頁)。

　アンリ・エーが、医学の歴史で、精神科医の理想的イメージを、啓蒙の世紀の終わりとロマン主義の始まりの転換期に、すなわち自由の哲学と生命の論理とと

もに新しい人間の視点が現れた時代にあるとしたことは、驚くにはあたらない。

文献

1 - COOPER D. - *Psychiatrie et antipsychiatrie*, trad. fr. Le Seuil, Paris, 1970. 野口昌也、橋本雅雄訳「反精神医学」岩崎学術出版社、1974。
2 - POSTEL J. et David F ALLEN - History and Antipsychiatry in France in (3)
3 - MICALE S. et PORTER R.éd. - *Discovering the History of Psychiatry*. Oxford University Press, Oxford, 1994.
4 - EY H. - *La notion de schizophrénie* (Séminaire de Thuir, 1975) Desclée de Brouwer, Paris, 1977. 武正建一訳「精神分裂病の概念 チュイール・セミナーより」創造出版、1990。
5 - PICHOT P. - *Un siècle de psychiatrie*, 2e éd. Les empêcheurs de penser en rond, Synthélabo, Le Plessis Robinson, 1996.
6 - SHORTER E. - *A history of Psychiatry*. John Wiley (Sons), New-York, 1997. 木村定訳「精神医学の歴史 隔離の時代から薬物治療の時代まで」青土社、1999。
7 - EY H. - Introduction aux débats. La conception idéologique de 《l'histoire de la folie》 de Michel Foucault, *Evol. Psych.*, 1971, XXXVI, 2, 225-226.
8 - WEIZACKER V. von - *Le cycle de la structure*, trad. franç. M.Foucault et D. Rocher. Préface de H. Ey, Desclée de Brouwer, Paris, 1958. 木村 敏、濱中淑彦訳「ゲシュタルトクライス」みすず書房、1975。
9 - BINSWANGER L. - *Le rêve et l'existence*, trad. franç. J. Verdeaux, introduction de M. Foucault. Desclée de Brouwer, Paris, 1954. 荻野恒一、中村 昇、小須田健訳「夢と実存」みすず書房、1992。
10 - LAIN ENTRALGO P. - *La historia clinica, Salvat, Barcelona*, 1950, 2e éd. 1961.
11 - FOUCAULT M. *Histoire de la folie à l'âge classique*, Plon, Paris, 1961. 「狂気の歴史 ー古典主義時代における ―」田村 俶訳、新潮社、1975。
12 - EY-H. - Commentaires critiques sur 《l'histoire de la folie》 de Michel Foucault, *Evol. Psy.*, 1971, XXXVI, 243-258.
13 - EY H. - L'antipsychiatrie (Son sens et ses contresens.). *Encycl. Med. Chir.* Paris, Psychiatrie, II, 1974, 37.005 A.40.
14 - BASAGLIA F. - *L'instituzione negata*, Einaudi, Turin, 1964, trad. franç. Le Seuil, Paris, 1970.
15 - EY H. - La notion de 《réaction》 en psychopathologie (essai critique) *Conf. Psych.*, 1974, 12, 43-62.
16 - LAING R.D. et COOPER D. - *Reason and violence*, Tavistock Publ. Londres, 1964, trad, franç. Payot, Paris, 1972.
17 - LAING. R.D. - *The divided Self*. Tavistock Publ., Londres, 1960, trad. franç. Stock, Paris, 1970. 阪本健二、志貴春彦、笠原嘉訳「引き裂かれた自己 分裂病と分裂病質の実存的研究」みすず書房、1971。
18 - TALBOTT J.A. - Radical psychiatry : on examination of the issues, *American J. Psychiatry*, 1974, 131, 2, 121-128.
19 - EY H. - *Des idées de Jackson à un modèle organo-dynamique en psychiatrie*, Privat, Toulouse, 1975. 大橋博司、三好暁光、濱中淑彦、大東祥孝訳「ジャクソンと精神医学」みすず書房、1979。
20 - EY H. - Les thérapeutiques psychiatriques (Généralités) *Encycl. Med. Chir.* (Paris) 37800 A 10, 5, 1976.

21 - EY H. - Méthodes et techniques thérapeutiques en psychiatrie (Généralités) *Encycl. Med. Chir.* (Paris), 37800 A 10, 2,1955.
22 - EY H. - *Défense et illustration de la Psychiatrie (La réalité de la maladie mentale)*, Paris, 1978. 秋元波留夫監修、藤元登四郎、山田悠紀男訳「精神医学とは何か　反精神医学への反論」創造出版、2002。
23 - DERRIDA J. - Cogito et histoire de la folie in *L'écriture et la différence*, Paris, Le Seuil, 1967. 若桑　毅、野村英夫、坂上　脩訳「エクリチュールと差異」法政大学出版局、1977。
24 - DERRIDA J. - 《Etre juste avec Freud》. L'histoire de la folie à l'âge de la psychanalyse in *Penser la folie*, Galilée, Paris, 1992.
25 - GARRABE J. - De Pinel à Freud ? Le traitement moral : son évolution de Pinel à nos jours in Philippe Pinel. Les empêcheurs de penser en rond. Le Plessis-Robinson, 1992, 9.
26 - FOUCAULT M. - *Naissance de la clinique. Une archéologie du savoir médical*, P.U.F., Paris, 1961. 神谷美恵子訳「臨床医学の誕生」みすず書房、1969。
27 - O.M.S. - *Troubles mentaux : Glossaire et guide de classification en concordance avec la Neuvième Révision de la Classification Internationale des Maladies*, Genève, 1979.
28 - GARRABE J. - *Dictionnaire taxinomique de psychiatrie*, Masson, Paris, 1989.

Ⅷ 医学史における精神医学の歴史

　アンリ・エーの精神医学の著作全体では、歴史的展望が行われており、また構成する様々なテクストの中にも歴史哲学が残されている。すなわち、精神疾患の医学的概念の歴史、精神疾患の概念の歴史である。これらは、この概念が存在する、あるいはかつて存在した文化的世界における事実そのものに限られている。

　幻覚と妄想 Hallucinations et délire（1）は、1932年にメディコ・プシコロジック協会の賞を授与されたテクストで、すでに、《言語性精神運動幻覚に関する概念の発展》という1章を含んでいる（1 pp. 36-48）。これは、アンリ・エーにとって、歴史に示される問題についての臨床的あるいは理論的研究は、常に必要不可欠であったことを示している。

　精神医学研究 Etudes psychiatriques（2）の第1巻の初版は1948年であり、エーはこの緒言でまず、この著作が20年来《狂気の自然史 Histoire naturelle de la folie》を書き続けている、その《ばらばらの断片》にすぎないと前置きしている。彼の最初の計画は、これから見るように、時間の流れに沿って《医学史における精神医学の歴史 Histoire de la psychiatrie dans l'histoire de la médecine》を執筆することへと変更された。この半世紀の間、概念の歴史を経た進歩によって、どのようにエー固有の考え方が変っていったかを示そう。

　エチュードのこの巻には、《歴史的記述、方法論、一般精神病理学》という副題がついている。これは、彼の意図では3つが結びつけられていること、すなわち哲学と医学と精神医学の3つの歴史的研究による道のりである。

　——エチュード第2番は、コスとクニドスの間の振動以来の医学史から見た機械力動論者mécanodynamisteのリズム、

　——エチュード第3番は、《デカルト派》の二元論に保護された精神医学の《機械論のmécaniciste》発展、

　——最後のエチュード第4番は、医学的科学の枠組みの中の精神医学の位置づけに関するものである。これは、《精神疾患》概念には精神医学的思考が基本であることを示している（2 pp. 67-82）。この研究は、私たちからすれば、現代医

学史研究家、ミルコ・D・グルメックが、彼の監修した版、**西欧医学思想の歴史** Histoire de la pensée médicale en Occident（3 pp. 211-226）の第1巻で、《疾患概念》に当てたものと比較される。この疾患の定義について、グルメックが中世の医学まで、存在論的考え方と力動的考え方を比較しているのは興味深い。そこでは、精神疾患に関して、エーのエチュード第2番で発展する2つの考え方の間のリズム、振動と同じ考えが認められる。医学史あるいは1つの医学史を書くことは、その発展を科学、哲学、宗教、芸術、社会、経済などの文脈全体の発展を背景に置いて、さらに、それが属する文化的政治を考えざるをえないので、普遍的な医学思想の研究は実際上不可能であり、その研究は所属する文化の中に限定せざるを得ない。それは、精神医学思想の歴史の場合も同じである。ペドロ・レン-エントラルゴの監修で、1972年から1975年まで出版された記念碑的な**医学の世界史** Historia Universal de la Medicinaは、多数の著者が、取り上げられたそれぞれの時代や文化に対して世界的視野をもたらすように、それぞれの場合に応じて、医学の分野の位置を示した。すなわち、時と場所および科学的認識における位置に基づく医学的知識の中で、また考察される文化的思想の体系の中で、精神医学と名づけられた医学の分野の位置を示すことであった（4）。

　この4つの歴史的研究の後、エーは、まさしく精神病理学を主題とするこの第1巻の最後の4つの研究に没頭した。それゆえ、歴史的方法は、エーにとって精神病理学的研究へ入る**王道** via regia なのである。20世紀のただ中でこのように考えた精神科医はエーばかりではない。彼の師であるポール・ギロー（1882-1974）は、傑作であるが不当にも忘れられている**精神医学総論** Psychiatrie Générale （1950）の序文で書いている。《それぞれの疾病学的分類の価値を正確に定めるには、歴史的方法だけが有効である…》（5 p. 9）。また私たちは、逆に、アンリ・ベルナールが《エーによる精神医学の歴史》で、この**エチュード**第1巻は《有用な補足として読まれるだろう》（6）と書いたことも考慮しないわけにはいかない。これは私たちにとって、アンリ・モレルの尽力によって、**医学の誕生** Naissance de la médecine（19）が死後刊行されるまで、次々に続いていくテクストの先駆けをなす不可欠の本である。

　アンリ・ベルナールは、1983年の論文で、アンリ・エーの歴史的業績の《資料》を**内外科学百科事典の精神医学概論** Traité de psychiatrie de l'Encyclopédie Médico-Chirurgicaleの中の最初の4つの論文《精神医学序説》にとどめている

Ⅷ　医学史における精神医学の歴史

が、これは正確ではなく誤った事実である。アンリ・エーは、1950年のパリの第1回世界精神医学会を組織した人であったが会長ではなかった。会長はジャン・ドレー（1907-1987）であったが、歴史家にとって開会の挨拶を再読することは興味深いことだろう。それに対してエーは、**内外科学百科事典の精神医学概論 Traité de psychiatrie de l' Encyclopédie Médico-Chirurgicale**の編集委員会には属さなかったが、それを取り仕切り、あのように全体の構想を立てたのであった。すでに述べたように、基本的に見えるところは自分で執筆するように確保していた。すなわち、

　─序文《医学的科学の枠内の精神医学》。これはまさに《精神医学の歴史》を含んでいる。

　─統合失調症性精神病および慢性妄想精神病のグループ。これは、本書の第Ⅴ章で解説した。

　─最後は精神医学における総論と治療技術である。

H・ベルナールは、1970年以降のエーの刊行した精神医学の歴史に関するテクストについては、**ジャクソンの思想から精神医学の器質力動モデルまで Des idées de Jackson à modèle organo-dynamique en psychiatrie**以外には、一切触れていない。それも、1939年のジャクソニスムから1974年の新ジャクソニスムまでの思想がどれほど進歩したかは示されていない。しかしエーのエチュードには二重の目的があることを、彼は示唆している。すなわち、彼の際立っている業績を吟味してみると、そこで精神医学の歴史はその《要 clé de voûte》である（私たちがアンリ・ベルナールに同意できるのは、この点だけである）。そして、精神医学史の全体的条件をそこから引き出すことから始め、最終的に次のように結論できる。エーの歴史的記述は、《狂気の医学的学説による、現代や西欧文明、実業家、科学主義者の時代における精神医学の》歴史である。さて、これこそエーが執筆の目的としたものである。もっと正確にいえば、精神疾患概念の歴史は、実際に、**内外科学百科事典 Encyclopédie Médico-Chirurgicale** の部分である**臨床精神医学と治療概論 Traité de Psychiatrie clinique et thérapeutique**の序文に見出されると予想されることである。アンリ・エーは、精神疾患概念の文化的次元に注意を払っており、1955年に14カ国の研究者に依頼して、**世界の精神医学 La psychiatrie dans le monde**を掲載したことを付け加えなければならない。この**概論**の参考資料が定期的に刊行されなかったのは、その時点の報告は、《理論

139

的傾向と職業的、法的、医療的組織》（8）を構成するのであるが、必要があるごとに、全体の新しい版の情報が必要となったからである。奇妙なことであるが、この必要はなかったのである。しかしながら、この世紀末の世界における精神医学思想の状態を知ることは興味あることだろう。最後に付け加えると、**内外科学百科事典**のそれぞれの章の論文は、いわゆる西欧以外の文化における精神医学の専門家が執筆しているので、今もなお、文化的につながりのある世界の医学史となっている。私たちは極東の治療（9）の発見に協力したのであった。

エーは、1955 年に精神医学史をどのように書いたのだろうか。

まず、精神病患者への援助の誕生した古代について概略を述べた後、エーの考えるところでは、それは中世にイスラム教諸国に現れて、15 世紀に、ヨーロッパや、1571 年にサン - ジャン・ド・ディウによる慈善修道会の創立後、スペインから始まって南アメリカに広まった。アンリ・エーにとって、精神医学では、狂気の救済の慈善行為の方が、精神疾患の医学理論を研究するよりも重要であると見えたことは注目すべきであろう。エーは、ジルボーグの考え方に従って、ルネサンス期における最初の精神医学革命に位置付ける ― 彼は、この点でカルメイユの古典的著作、**狂気について... De la folie...** に立ち返る（10）― 概論の序文では、この時代に精神医学が生まれたのではなくて、フィリップ・ピネル（1745-1826）、ウィリアム・チューク（1732-1822）、アントン・ミュラー（1755-1827）、ジョセフ・ダカン（1733-1815）の博愛的・象徴的行為が先であったことを示している。なぜならば、このような行為がヨーロッパのいくつもの国々で起こったのは同時であり、社会的発展の同じ段階でようやく成功したのである。エーにとって《実際、精神医学的科学の発展の第 1 の根は倫理社会的なものである... 精神医学的行為は、個人の精神的価値と個人の自由の問題の重要性と相関して引き出されたのであった》。第 2 の根は哲学的である。なぜならば、人間の精神性の問題が生ずるが、《集合的意識にほとんど目覚めていない、精神の病んだ人は、「よい治療を受ける」権利を保護すべきであるのに、いわば単なる機械的動物性へとおとしめる定義の犠牲者になる》(7 p. 5)。ここで奇妙なことに、エーは、そのことを書く前に反精神医学を次のように書いている。《精神医学の目的は... 19 世紀初頭、国家の問題、「社会防衛」の問題になった。それは、たとえばフランスでは、1838 年の法律に反映している。「精神疾患患者」、すなわち疎外された人が直面したのは、監禁、社会の枠の外への隔離である（同時に、精神科医、癲

狂院の医師も、もっぱら癲狂院の機能を果たすことであった)》(7 p.5)。

精神医学の最初の状態は、その誕生を特徴づける原罪によって刻印されている。すなわちその原罪は19世紀末の機械主義者の病理学の支配へと不可避的に導くのである。なぜならば、臨床解剖的な疾病単位の研究は、精神疾患の原子論的分析や精神障害の機械的発生理論、最終的に脳局在の教義や精神疾患の監禁へと導き、その結果、監禁が不治である狂気の唯一可能な治療として出現するのである。

精神医学の第2番目の状態は、アンリ・エーから見ると、心理-社会-発生的精神医学が、一連の反応、精神疾患患者の監禁に対する反応、それらの実体に対する反応、症候学の変更、個々の症状概念に代わる構造概念、機能の組織化概念のための脳局在概念の修正などの結果として登場する。フロイトの無意識の《発見》による転換は、神経症の研究から起こった。これは、エーが歴史的研究において過去にさかのぼる機会であった。こうして彼はジョルジュ-エルンスト・スタール (1660-1734) や、特にヨハン・クリスティアン・ハインロート (1773-1842) のような、研究者の精神力動的精神医学の起源へとさかのぼることになった。同様にエーは、ドイツの精神論 psychiste 学派やロマン主義学派の起源、またその他の磁気説や催眠術学派などの起源も、やはり重要であるとみなした。エーが、19世紀半ばに、《無意識の科学》が生まれたというのは、これらの起源をさしており、フロイトの精神分析は、ジルボーグによると、精神医学の第2の革命をもたらしたということになる。

精神医学史を構成する長い前置きによって、エーは、20世紀半ばにおける、現代精神医学の理論的運動の解説を通じて、彼が指導する**概論 Traité** の序文を締めくくることができた。精神疾患の機械論者の考え方と心理的要因重視論者 psychogénétistes の考え方を紹介して、対比したのちに、エーは2つの両極端の立場の和解できる点、あるいはいかにして和解させるかを検討した。彼には、神経機械論者の理論は、脳病理学の力動的考え方の方向に向かうように思われた (アンリ・エカン の意見によれば (12)、ポール・ギローの一元論から二重形に至る理論、フォン・モナコフとムルグの発生論的神経-生物学 neuro-biologie génétique、**ゲシュタルト心理学**の形態心理学は、行動心理学と混じり合うことになる)。一方でエーは、精神分析理論の一般的意味は修正するか、あるいは現象学的取り組みによって補完されることが必要不可欠と考えた。このねらいが少しでも高ければ、実際、心的生活生命の組織について、諸々の現代的観点の収束が

あると考えられるし、精神疾患の一般的モデルをこの生活生命vieの組織解体として提唱することもできる。なおこのモデルは、様々な理論的運動を総合し、それらを結び付けて、精神医学の統一を可能とするだろう。この一般理論こそが、エーをこの集合的著書**臨床精神医学と治療概論**Traité de psychiatrie clinique et thérapeutiqueの方向に導いたのであった。この本では、この医学の特殊性の哲学的考察が序文となった。

アンリ・エー、ポール・ベルナール、シャルル・ブリッセの**精神医学マニュエル** Manuel de psychiatrie（13）の初版（1960）は、第Ⅱ章に《精神医学の歴史》があり、4頁しかないが、かなり多くの文献が記載されている。これに続く第Ⅲ章《精神医学理論の傾向》は、逆に頁数は倍もあるが、参照文献はほんの数えるだけしかない（pp. 56-64）。これらの冒頭の内容が著者たちの心を占めているのは、それぞれの立場の反映であろうか。いずれにせよ、エーの生前の最後の増補改訂版である第5版（1978）は、これら2つの同じ章があるが、第2章の《精神医学の歴史》は、新しい参照文献、特にミシェル・フーコーとアンリ・F・エルレンベルガーの著作がついていて、少ししか進んでいない。ところが第3章は**狂気の歴史** l'Histoire de la Folie に割かれている長いパラグラフや新しい多様な参照文献が追加されて著しく充実している（14）。イギリスの反精神医学者である、ロナルド・D・レインやディヴィッド・クーパーのテクストばかりではなく、精神医学的科学哲学の研究を始めた古典的精神医学者のものが引用されている。特に、ユージェーヌ・ミンコフスキーの**精神病理学概論** Traité de psychopathologie（15）、それからスペイン語圏の研究者たちの論文があるのは、この学派が、フランシスコ・アロンゾ-フェルナンデス（16）、カバレリロス-ゴアス（17）、ジョルゲ・J・サウリ[1]などが初めてこの道に入ったからである。エーはこの文献が、一般に英語圏の精神科医にもフランス語圏の精神科医にも無視されていることを知った。

このマニュエルの版が出版されたとき、エーはすでに**医学史における精神医学の歴史** Histoire de la psychiatrie dans l'Histoire de la médecine で4つの部分

---

[1] この人の**精神医学概念の歴史** Historia de las ideas psiquiátricas の第2版が《El naturalismo psiquiátrico》(18)のタイトルで出版されたばかりであることをお知らせしたい。

の計画を思い描いていた。すなわち、
　Ⅰ - 医学の誕生
　Ⅱ - ヒポクラテスから現在までの医学理論の発展
　Ⅲ - 精神医学の誕生
　Ⅳ - 精神医学的科学の現在までの発展

　残念ながら、第1部と第3部は執筆中であったため、私たちはテクストの形を知ることができなかった。それから、エーの著作や思想の帰結である第4部は欠けている。

　エーが千年の間隔をおいて比較検討した、この2つの誕生の歴史について彼の書いた事柄を比較してみよう。すなわち、医学の誕生の歴史と精神医学の誕生の歴史である。

　アンリ・モレルは、遺作の**医学の誕生 Naissance de la médecine** の出版を滞りなく行った。エーは序論から医学史をどのように構想するかを明確に述べている。すなわち、《弁明の論争からも逸話的歴史からも遠い科学哲学的研究》である。それは、《医学によって書かれた医学的言説の論理的分析であり、また、臨床家が臨床像に読んだものの分析である》。彼はまた、《最終的経過よりもその出現条件までの発展を示したかった。なぜならば、ひとたび決定的に身体的不調の基本的概念に達すると、組織化やその関係における身体の解剖 - 生理学的秩序の知識の進歩は――いうなれば――もはや世紀の問題でしかなくなったからである》(19 p. 4)。おそらくエーは、次のように考えたはずであった。精神医学についても同じであり、精神疾患概念の長い産婆術 maïeutique の後で、心的身体の組織の理解、すなわち19世紀に生まれた「精神疾患」の概念よりも遅れて20世紀に出現したこの概念は発展する時間が足りなくて、まだそれ程先に進んではいない。

　エーは、**医学の誕生 Naissance de la médecine** の第1部の前に、悪と病気のあいまいさの現象学についての最初の研究の歴史を配置している。彼は、《医師と患者の対話 dialogue du médecin et du malade》《悲嘆の秘儀 Mysterium doloris》という題をつけているが、これは、この題をつけたペドロ・レン・エントラルゴの著作に敬意を表したためである。なお、エーは《小さな巻》と書いているが、原著は800頁以上に及んでいるので、おそらく1969年に刊行されたフランス語の概説（20）のことを考えていたのだろうか。エーはしばしば、この医学史の大家の研究を参照しているが、**医学の誕生 Naissance de la médecine**

では、1972年にバルセロナで、ドン・ペドロの監修で出版された**医学の世界史** Historia Universal de la Medicina に対応する章はまったく引用されていない。この理由は、エーが読む時間がなかったせいか、あるいはこのテクストは図版に押しつぶされているので、厳しく批判すべき著作の典型とみなしたのであろうか。彼は悪い例として、レニャル・ラヴァスティンの古典的著作**医学史概論** l'Histoire Générale de la médecineをあげている。この参照は確かに3巻からなる1936-39の原著（22）であったと述べてあるが、7巻からなる改訂版は、やっと1977年に出版された（23）。もう1つのあまりにも図版の入りすぎた例は、トルワルドの**古代の医学史**l'Histoire de la médecine dans l'Antiquitéであるが、逆にエーにとって検討する時間があった（24）。エーは《歴史はエクリチュールであり、書いたものは、厳密にお互いの厳しい思索によって読者と著者を結びつける》と考えている。それゆえ、私たちの読解もこの思索でつながるのである。

エーは《前医学 antémédecine》と名付けたものが、彼のいう**ギリシアの奇跡** miracle grec から生まれた医学であることに反対する。この前-医学 antémédecineは2つの起源をもっている。魔術的前-医学の起源と多神教的文化の神話的な前-医学の起源である。エーが、シャーマニズムとそれらの文化圏に興味を持っているとしても、歴史的に研究するよりも、まず時代や文化を貫いて魔術-アニミズム崇拝と魔術的思考の遺物が生き残っていることを明らかにするためである。奇妙な偶然ではあるが、レン・エントラルゴは、第1巻《人類の前-技術時代の医学》の《La Medicina de los pueblos primitivos actuales》（《今日の未開民族の医学》）の章（25 pp. 41-66）を、現代フランスの2人の研究者に執筆させている。1人はシャルル・クリーであり、モーリス・バリエティと共に**医学の歴史**Histoire de la médecine （26）の共著者であり、もう1人は、私たちの同僚でセーヌ精神病院の元内勤医であるロランス・ジロである。エーにとって、シャーマンの魔術的機能から、いわば魔法使いの医学的ないし治療的機能へと移行すること ——*医学-人間*Medecine-manという用語を当てること—— は方向が逆である。歴史家が、多神教的文化における《聖職者の医学》と名付けているものも同様に、《あるべき真の医学ではない…魔術や神話の儀式化は、病気ではなくて悪を直接の対象としている》（19 p. 58）。《《hiérophanie》（神聖の出現）は医学を超えるだけではなく、《iatrophanie》を妨げる、すなわち医学の知識や技術の対象としての疾患概念の出現を妨げる》（19 p. 76）。

《人間が、自然の制御を可能にする知識の構成、すなわち、その法則を知ることは、人間を目覚めさせ、夢から引き離す... これが... 客観的知識の構成、すなわち、単純であるが断固とした**科学的**知識の構成は、本来の科学認識論的問題を超える人間の存在論を意味する理由である》(19 p. 78)。エーにとって、《人間は、神話的であると同時に永遠に理性的である。したがって、自然界の理性的像をもたらしたギリシアの奇跡［自然主義］を語ることは、ただ単にある歴史性、人間の思考の史料編纂を把握することにすぎず、根本的な（かつ不可能な）変化を把握することではない》(19 p. 79)。

このような留保付きで、エーは3つの点について考察にとりかかる。そこから始めて、ギリシアの合理主義によって実現された産婆術が、医学的思考の誕生に必要な前提としての、人間性の存在論の構成を可能としたのだった。これらの第1の点は、無意識の精神的現実との関連から考察された神話的現実の全般的な問題である。

《ギリシアの**奇跡**は、正確にはものの自然的（あるいは「物理学的」）秩序を出現させること、そして病理学に反する次元に行き過ぎることを告発することであった。実際、これがギリシアの合理主義と自然主義の意味であり、それらは、神聖観念から哲学的視線へと方向を変えさせ、**疾患の科学の可能性**に開眼させたのであった》(19 p. 92)。

エーは、ソクラテス以前の哲学的《自然主義者》と《合理主義者》の思想に関する章の銘句として、レオン・ロバンの**ギリシア思想と科学的精神の起源 La Pensée grecque et les origines de l'esprit scientifique** を引用している。これは、エーが1925年以来の愛読書であるといっている古典であるが、1973年に新版が発行された。《5世紀まで、哲学的思想は現実の深部あるいは可視的宇宙の真の存在が何であるかを語るものであった... この思想で行われるもう1つの変化の要因は、知的秩序である。すなわちこれが、科学的・技術的専門化の進歩である... 医学はずっと以前から、クロトン、シャレーヌ、クニドス、コスなどの学派では宗教から切り離され、はっきり独立した学問として確立されている》(21 pp. 159-161)。

エーの検討した第2点は、ソクラテス以前のギリシアの哲学的思想による自然と理性の秩序についての序説である。彼は、ミレトス（ターレス、アナクシマンドロス、アナキシメーヌ）からアナクサゴラスまでの様々な学派や、ヘラクレ

イトス、ピタゴラス主義、エレア学派、エンペドクレス、アブデーレの原子学派を経て古代の自然主義の最後を考察する。ここでは、エーの案内人は、J・スリーの当時における最も優れた百科事典的な著作、**中枢神経系。理論と教義の批判的歴史 Le système nerveux central. Histoire critique des théories et des doctrines**（27）である。さらに、スリーが医学とギリシア哲学との関係について述べた初めの百頁、特に医学 - 哲学としての私たちの貴族的先駆者としての、アグリジェントのエンペドクレス（紀元前494-440）のダイナミズム的多元論に関する箇所は興味深い（27 pp. 44-47）。

エーにとって、ソクラテス以前の思想からヒポクラテスの医学思想までの前提条件は、医学の誕生を可能とするために乗り越えなければならない第3の、そして最後の障害である病気を罪と同一視することについての、異議申し立てである。

彼は、バビロンユダヤの伝統《バビロンのヨブとヘブライのヨブ》における病気と罪の同一性や、個人的有罪性の考古学、すなわちユダヤ教と新約聖書における罪の重みについて、相次いで論じている。エーは、ペドロ・レン・エントラルゴが、《病気と罪を結び付け、ギリシア - キリスト教の自然主義的医学思想の伝統に反対するバビロンユダヤの伝統的主張をきわめて厳密に擁護した》ことに注目する（19 p. 133）。この説は1970年に、私たちの友で仲間の、今は亡きイヴ・ペリシエ（1926-1996）の翻訳した**病気と罪 Maladie et culpabilité**（28）に掲載された。

エーにとって《それは正確にいうと罪と病気における悪という言葉とは反対の意味であり、それが人間の身体の生命の中で人間をおそう諸悪の自然科学として、医学の根拠となっている》（19 p. 132）。H・モレルは次のようにいっている。《H・エーは、彼の著作では一度も書かれていない部分について先取りした次の注記を付け加えた。私たちはこの第1巻（医学の歴史）と — 第2巻（精神医学の歴史）の対照的な部分へと立ち戻ろう。そこで、精神医学の誕生の条件を検討し、真の科学的精神医学を創設するために、魂と身体のオルフェウス教的区別がその並行論において拒否されるべきであり、心的身体の組織の目的論として取り戻されなければならない理由を検討しよう》（19 p. 132）。

エーは、紀元前5世紀頃、ギリシア哲学の《光 la lumière》が自然主義的医学知識への進路の道しるべを立てる以前に、すでに病気を合理的かつ自然的に理解する始まりがあったと考えている。彼はこの始まりを、シュメール - バビロン

文化、インド、古代中国の医学、新世界の古代医学、古代エジプトの医学、先史時代のギリシアの医学知識の中に認めている。ここで引用された参照文献は、地中海沿岸の東方諸国の医学についてはユルゲン・トルワルド（24）、バリエティとクリー（26 pp. 31-60）、ヒポクラテス以前のギリシアについてはスリー（27）、およびもちろんダレンベルク（29,30）の2著作である。

エーにとって、ギリシアの思想が、真の医学、科学的医学を誕生させたのは、病気と罪を完全に分離したまさにその後のことであり、この科学的医学は、紀元前5世紀からコス学派が作り上げたものであった。

医学の誕生 Naissance de la Médecine の第2部は、ヒポクラテス自身以後、**ヒポクラテス全集** *Corpus hippocraticum* において、この構成を可能にした原理の研究である。特にリトレ版（31）が扱った古典的な内容や、ごく最近のブルジェイ（32）の著作を分析し、分類までも提唱した（19 pp. 183-186）。そこでエーは、病気の科学的知識を可能とする原理を引き出すことができた。

病気の性質の考え方は、まず、*自然の理論に基づく*。エーは、A・ドラランドの**哲学辞典** Dictionnaire philosophique（37）に立ち返るように勧めた後で、プラトン（紀元前428-348または347年）の考えが最もはっきり表れているのは、ティマイオスとの対話にあると考える。*それから病気の性質の考え方は人間学を前提とする*。すなわち、科学の対象は自然（肉体）でも文化（道徳）でもなく、人間存在全体である。しかるに《ヒポクラテス全集によって築かれなかったにしても、科学的医学の基礎となるために発展したような*自然の概念*は、明らかに*人間の本性*によっているのである》（p. 196）。

ヒポクラテス的な病気の本性の考え方は、この人間学に由来する。《... 自然についての人間、自然、身体、その構成に適用されるヒポクラテスの思想は、規範的な秩序や法則のイマージュ（$ειδος$）、思考（$ιδεα$）を意味している... 科学的知識としての医学の制定（しばしば$τεχνη$（テクネtechné）と呼ばれるが、また実用的で操作的な知識の意味$επιστημη$（エピステメーépistémie）も少し同じ意味がある）は、自然の秩序の概念（超自然に対立するが人間の本性においては精神的法則と構成を意味している）と病気におけるその乱れ（$νουσος$）に基づいている... 病気が、知性によってしっかり把握可能であり、すべての科学的診断... に基づく様相で生ずるのは、まさに、病気が自然の過程の範囲内にあるからである。しかし... 病気は反応の戦略でもまったく同様に自然であり... 力

を動員し、人体の防御を呼び寄せるのである。ここで私たちは、「ヒポクラテスの自然主義」のもう1つの基本的様相に触れる。これは、発作、転移、人体の液体総量の動揺は...人間の自然の生理学と病理学の法則に従っているので、医学に常に自然の秩序を尊重するように命ずるものである》(pp. 198-199)。

《*医学的アートは... 思弁ではなく実践である*》。ケルスス Celse が、**医学について De Medicina** で、ヒポクラテスは哲学から分離して医学を築いたと書いたのは、この意味である。すなわち、《a studio sapientiae disciplinam hanc separavit》。《有名な τεχνηιατρικη（イアトリケ・テクネ techné iatriké）は、本質的に*アートの知識 savoir-faire* である》(p. 199)。ヒポクラテス的運動の歴史を書くために、エーは次の検討を推奨する。

1°）医学的知識の構成
2°）病気の客体化作業
3°）ヒポクラテスの病気の考え方

《... ヒポクラテスの医学は、基本的に、病気についての言説をまとめることのできる知識だけではなく、病気の理解と説明に適用される行動として現れる... L・ブルジェイは、この主題について、ディルタイとヤスパースの Verstehen（理解すること）と Erklären（説明すること）の間の主要な科学認識論的相違を参照することをためらわない (p. 261)。》それゆえ、最も重要な位置にあるように見えるのは...この《アート》とこの科学の認識論的規定であり...哲学の必要性である。なぜならば... ヒポクラテスの医学が、人間の病気を知るための固有の方法で哲学から分かれようとしても、世界観に基づいてしか定義できなかった (p. 200)。この哲学の根源は、まず自然主義であり《コスの医学は...古代ギリシアの哲学の自然主義に根を張っているかのようである。なぜならば、コスの医学は、それ自体この科学の木の枝のようなものとしか考えられないからである》(p. 200)。

それから生気論、すなわち《身体が存在の自律性のために、また死との戦いのために戦うように組織化されているという、人間についての生物学的視点》、《病気を人間の自然の中に位置付けることができるばかりではなく》この自然の身体的見方を持つことが可能になる》。

この医学的知識のおかげで、病気を客観化できるのである。この客観化は、人間が患者自身であることを体験することによって、病気であると《はっきり感じ

られる》経験を通じて始まる。しかし、この客観化が患者の意識の中ですでに始まっているとしても、それは臨床医の意識の中でも同じことから構成される。

　この客観化は、症候学的進め方によって続けられる。《それは、触覚、聴覚、嗅覚によって、観察したり感じたりするだけでは十分でなく、混乱する知識に推論を加えなければならない... なぜならば、目で見てわからないものは、推論で見えてくるからである... こうして、ヒポクラテスの病理学的核を構成する形状が出現する... このことは、**カタスタシス Katastasis** という言葉がうまく表現しているようである》（p. 207）。それからまたエーは、ここで、この概念の重要さに関するレン・エントラルゴの考え方を追っている。この概念は、症状全体の形と構造と呼ばれる可能性のあるもの、現代医学で症候群と呼ばれ得るものを追っている。《**カタスタシス**の客観化は... ある単位に集中する要素の一続き、あるいは、構成として認められる現象の現実的理解であり... 正確には、ヒポクラテス的診断を規定するものである》。

　これは結局、病気の性質の発見をもたらす徴候による。《直接的あるいは間接的に認められる様々な要素（徴候）が結びついている、理解可能なある全体性の中に病気を出現させることであり、病気を推論の対象にするために、その内容から知識を切り離し、シニフィアンからシニフィエを切り離す、総合的な行為である。まさに論証的進め方を通じてのみ、**ノエシス的 noétique** 思索を通じてのみ... 医学的知識は、G・バシュラールがいみじくも喝破した科学認識論的障害を克服するのである... そこから、病気に客観性をもたらすだけの概念体系を作成することができる。必要性（ανα γκη）から、さもなければ、論理的思考の厳密な規則によって、その形が病気の理論的モデルに当てはまるのである》（p. 209）。

　エーは、ヒポクラテスの医学の科学認識論的可能性が、やや過大評価気味に考察されていることを認めているにせよ、現れ始めた医学の目的として、**ヒポクラテス全集**にある思想の発展によって練り上げられてきた、病気の理論的モデルを提唱して締めくくる。病気の主な特徴はつぎのように客観化される。

　a）身体の自然の秩序の組織解体について、エーは、自分のヒポクラテスの教義に関する解説は個人的解釈であるとしている。

　b）ヒポクラテスの考え方のヒューマニズムに基づく、病理的出来事の力動論。すなわち、コス学派とクニドス学派の古典的対立を伴う目的論、それからコ

アック学派による発作の概念の重視である。最後に、人間の本性の《全体主義的 totaliste》見方を意味するヒューマニズム。すなわち、《診断と予測を可能とするカタスタシスは、人間存在の精神身体全体、すなわち世界との関係の中でしか構成されえない》(p. 218)。

　c) 疾患分類。エーは、種をはっきり見分ける研究は、クニドス学派がコス学派よりもさらに関心をもった対象であったこと（そもそも、クニドス学派は、臨床をはっきりしない原因と結び付ける記述についての認識体系(エピステーメー)について述べた)を認めさせた後で、この点について、再びレン・エントラルゴの《ヒポクラテスの臨床医学の歴史》(34 pp. 29-64) に書いてあるものを、繰り返して読むように助言している。

　こうして彼は、**医学の誕生 Naissance de la médecine** を次のように結んでいる。《分類の精神が、はっきりした種の診断形態、いわば本質的種の診断的形態から見て、精神医学的医学［ヒポクラテス学説としての精神医学的医学のこと。おそらく死後刊行の版は、原稿の示唆を取り違えて掲載した］には欠けているとしても、それでもなお、**ヒポクラテス全集**は、病理学の領域の種の秩序を見つけようと、努力を続けている。たとえ、必要な解剖 - 生理学的知識が欠けていた時代には、この秩序があり得なかったとしても、人間の自然の組織そのものの秩序は、**症状**あるいはさらには典型的な**疾患**の臨床的症状の秩序であった。この点では、確かに**急性疾患**と**慢性疾患**の区別は、疾患の最初の自然「分類」を構成したのであった。なぜなら、それらの疾患は、生きている人間の人生における（すなわちその人固有の世界に対して）、多かれ少なかれ壊滅的な事件によって構成され、また自ら構成するからである。その場合、その人は、その人固有の本性の脆弱さによって**違った仕方**で患者になるが、しかしまたその人の行動の客観化可能な過程によっても、異なった仕方で病気となる》(p. 222)。急性疾患と慢性疾患の区別は、**ヒポクラテス全集**に始まり、エーが類似した区別に言及するきっかけを与えた。それに基づいて、彼は自分のすべての著作を通じて、彼独自の精神疾患の分類と時間性の通時的かつ共時的二重の次元を打ち立てたのであった。

　ヒポクラテスやコス学派について、エーの執筆した頁を要約するという不可能な企てを試みてきたが、これはその後、他の研究者たちが医学的思考の誕生について発表したテクストと比較しながら、繰り返し読んでいただくためである。

　医学の誕生の最後の部分を読んでみよう。これはエーが、病気の記号学と臨

床医学の誕生について考察したもので、この考察は、ヒポクラテスの医学について書いた第1部で示したにもかかわらず、私たちの考えでは、第2部では時代の流れに沿って医学的科学の進歩を明らかにするべきであっただろう。これらの考察は、科学認識論との関係における記号学について、現代フランスのいくつかのテクスト、特にミシェル・フーコーとロラン・バルトなどから着想を得たものであった。実際、患者の症状を検討するために、18世紀に登場した《症候学 sémiologie》という言葉が、フェルディナン・ド・ソシュールの有名な講義 Cours（1910）で再び取り上げられて以来、記号体系と記号の一般科学（記号学）を研究する科学を命名するために、多くの研究者は、診断の医学的技術を、記号の構造化された体系の分析と比較した。

そこでミシェル・フーコーは、**臨床医学の誕生 La naissance de la clinique** は医学の症候学が体系化された18世紀末あるいは19世紀の初めであるとしている（F・J・ドゥブルは1811年から1822年にかけて、有名な3巻からなる**一般症候学あるいは疾患の徴候とそれらの意味 Sémiologie générale ou Traité des signes et de leurs valeurs dans les maladies** を刊行した）。エーは、第6章の《徴候と症例》の批判的であるが賛美的でもある分析で、次のように書いた。《症状と徴候が、自然そのものの秩序の部分をなすとすれば、それは臨床家の「まなざし」が、目に見えないものから見えるものへと変換するのであり、感覚によって把握されたものに、記号のレベルでの知識をもたらすとでもいうべきものを加えるのである。これがすなわち、伝達可能で運搬可能な明瞭さである》（19 p. 211）。フーコーの表現によれば、《病気であることは、完全に真実として言語化できる》（35 p. 94）のであり、これをエーは次のように表現した《病気の構造と言語表現の構造の同型性は、コンディヤックの分析の原理そのものによって、臨床的知識の核心を形成する》。しかるに、エーによれば、徴候の絶対性を作り出す新しい臨床的知識は、すでにヒポクラテスの時代に取り入れられていて、《ヒポクラテスが、ソフィストや哲学的思弁の立場として告発した》立場へと、ただ復帰することにすぎないのである（p. 211）。

第7章《見ること、知ること Voir, Savoir》では、《臨床的まなざしは…「操作的論理に裏打ちされた知覚行為」として定義される》。M・フーコーは、《コンディヤックの論理の時代に、論理的に、臨床的まなざしをおびやかす神話から守るために、前ソクラテスやソフィストの哲学的思弁のように、臨床的まなざしを検討

している。第1の科学認識論的神話は、特に私たちの注目に値する。それは病気のアルファベット的構造にかかわっている。すなわち、病気の目に見えて判読可能なテクストというある種の初歩的秩序（アルファベットの文字）へと、原子論的な還元を行うことである。それは、臨床像や疾病学的一覧表で、文法的あるいは統語論的文脈によってしか読解することができない》。アンリ・エーが、精神医学的症候学と疾病学について、彼特有のものとよく似ているこの意見を承認せざるを得ないことは明らかである。彼はまた、ロラン・バルトが、徴候はサンタグマティック（ある記号体系における記号の連続）な体系との関連でしか定義できないし理解もできないが、症状は目に見える現実、客観的な病的事実であると述べていることを記している。

　第2番目の科学認識論的神話は、《唯名論的還元の神話》である。実際、やがて**言葉と物 Les mots et les choses** を書くことになるフーコーが、病気の悪を言葉に還元しようとするためのすべての試みを、神話的逸脱と断言していることは、注目すべきである》(p. 212)。

　もしエーが、医学が誕生したのは紀元前5世紀で、ヒポクラテス全集がこの神話の意味を取り除いたときと考えるとすれば、いつ精神医学は生まれ、20世紀はどんな神話を明らかにすべきであったのだろうか。これが、彼の最後の著作の第3部の目的となるはずであった。これについては、その内容のおおよその見通しが、1976年11月にヴィナティエ病院の百周年記念のときに行われた講演を通じて推定される (36)。エーは、まず精神病理学的現象の登場における科学認識論的障害について問いかけた。なぜならば、《《精神そのものの中の何かが、これらを知ることを妨害する》... 精神病理学的事実の《暗点化》は... 本質的に人間の本性の拒絶そのものの中にある... そして私たちの心を占めるこの問題は... 次の問いかけの形の外にある。すなわち、どのような非理性的な形が、かくも強制的に人間の自然で、理性的で客観化可能な秩序の認知を覆い隠すのか—人間の純然たる道徳的・社会的考え方（人間の科学）が、その組織化の科学に取って代わり、付け加わり、障害となるのか？》。

　エーによると、二元論、超自然主義および社会主義が科学認識論的障害となり、精神病理学的事実の客観化を著しく遅らせたという。原始的文化の《精神医学》、すなわち、古代ギリシアのアスクレピアデスの精神医学や古代エジプトの精神医学は前精神医学と考えられるし、**ヒポクラテス全集**の**古代医学 Ancienne**

VIII　医学史における精神医学の歴史

médecine や**神聖医学 Médecine sacrée** の論説も同様である。すなわち医学は、25世紀前に誕生し、きざしの形で精神疾患の最初の形が見られる。《マニー、メランコリー、アノイア anoia（白痴）、フレニティス phrenitis（脳炎、急性せん妄）、ヒステリーなどは、精神病理学的現象の基本的な症状を意味する用語である。「ティマイオス」は、プラトンがヒポクラテスの病理学から引き出したと考えられるイデオロギーを十分正確に表している。ピタゴラス主義の暗がりから、悪魔祓いされた魂の病理の輪郭を強く示しているのがわかるのは...ヒポクラテスに近いアリストテレス学派である》（p. 13）。エーは、プラトンのイデオロギーやアリストテレスの魂の病理学について語っているが、精神医学について語りたがらないのは、前ソクラテス哲学と結びつけることのできる、最初の萌芽状態の発展を構成するにすぎないという理由からである。エーは、スリーの基本理論の著作は、《スタリジスト Starigiste（訳注：アリストテレスのこと）の生物学や病理学の徹底的な研究を含んでいる...身体の統合器官としての脳を知ることが不可欠である》としている。

　奇妙なことにエーは、アレクサンドリア学派（ヘロピロスとエラスシストラトス）の医師たちの観察や、《ストア学派やエピクロス学派などの哲学的運動としっかりつながっている経験主義的、方法論的、折衷主義的学派に由来する研究》に大きな功績を認めている。このような点で、エーは、精神医学が、医学よりも遅れて20世紀にしか生まれなかったという意見であるが、1世紀のギリシア・ラテンの心の医学 médecine mentale の最初のイメージを有名にした学者たち（ケルスス、アルキゲネス、カッパドキアのアレテウス、ベティニーのアスクレピアデス、ガレノス、ソラノスおよびコエリウス・アウルキアヌス）が最初の**傑出した精神医学 Pléiade psychiatrique** を作り上げたことに注目している。エーは、この矛盾した判断を裏づけるために、精神の病理学の研究に関するこれらの研究者の臨床的であると同時に疾病学的な研究が、臨床に寄与したことを指摘している。またエーは、これらの研究を医学的思想の本質的な一環と見なしているようである。この医学思想は、ビザンティウム学派やバグダード学派とともにユダヤイスラム世界で受け継がれ、10世紀にはアヴィセンヌとともにイランまでたどり着き、11世紀にはスペインで、アヴェロエスやマイモニデスとともにコルドバに再び現れた。精神医学の歴史に関しては、《1409年に《L' hospital dels Innocents, folls i orats》、すなわち、イスラム教のスペインが西洋に導入したイ

スラム世界生まれの狂人の救済制度が現れたのは、一種のスペイン－アラブ文化の合流によるものである》。しかしエーは、これらの《癲狂院 asilaires》制度の歴史を、彼から見ると、精神医学の誕生の当然の結果であって原因ではないという理由で、一貫して無視する。

エーは続ける。《しかし、キリスト教の偉大な伝統、特にスコラ学派の運動における偉大な伝統が、ヒポクラテス - ガレノスの考え方を取り上げるのは、ごく当然のことである。アリストテレスを放棄した中世の医学 - 哲学的思想が、精神の病理学の原理として、**脆弱性は自然である** vulneratio in naturalibus という概念から離れることができたと想像したに過ぎず、これは、誤りである》。エーは、次のように書くに至る。《ドミニコ会修道士アルベール・ル・グラン、それから彼の弟子で「教会博士 docteur angélique」の聖トマス・アクィナスが、コローニュで述べた精神医学は、またもちろん、長い間好んで語られてきた無視できないものである。彼は、この主題について30年代に刊行した研究で、これらを引用している (37-38)。千年の終わりの、奇妙なスコラ神学的精神医学を知ることは興味深いだろう。これはエーによれば、精神医学が生まれる2ないし3世紀前に存在した。私たちは、フロイト (39 p. 461) を読んで知っているが、アルベール・ル・グランこそが、幻覚性夢の《退行的 régrédient》な特徴について最初のしるしを見出したのである。それとは反対に、心理的過程は前進的 progrédiente 方向に沿って無意識から出て覚醒状態へと広がる。

2つの相反する学説間の一定の均衡によってしか進歩しないという、医学の歴史の考え方に沿って、エーは、この思想運動のコントラストについて次のように考える。《ひとつは、精神疾患の「自然性」の「絶え間のない」再確認によって、二元論と超自然主義の障害を克服しようとする。もうひとつの思想の流れは — ピタゴラス、フィロン、それからキケロ、聖アウグスティヌス、聖ボナヴェントゥラ以来 — 常に絶え間なく、精神疾患に対して彼ら独自の否定を主張した。すなわち、魂の運動や苦悩へと、熱狂や悪徳や罪へと還元しようとしたのである》(36 p. 14)。エーにとって、精神医学は、まさしく15世紀から17世紀まで続いたルネサンスに誕生した。ちょうど、中世と啓蒙の世紀との間の波乱に富んだ16世紀頃に精神病理学的事実が出現し、そのときに**最初の精神医学革命**が起こった。実際に、グレゴリー・ジルボーグは、最初の精神医学革命をこの時代であるとしており、ジュアン・ルイ・ヴィヴ (1492-1540) (11 pp. 180-195)、パラ

ケルスス（1493-1541）、コルネリウス・アグリッパ（1486-1535）、およびジャン・ワイヤー（1515-1588）の思想を重視している。彼らについて、ジルボーグは有名な悪魔叢書 Bibliothèque diabolique（42）の再版でその著作を検討している（11 pp. 208-235）。エーは、科学認識論的革命に貢献した、それぞれの研究者の思想の個別的研究から始めたのではなかった（執筆する時間があれば、おそらく《精神医学の誕生 Naissance de la Psychiatrie》の第3部のテクストを展開する上で、そのようにしたであろう）。しかし彼は、私たちに残された版では全体的に考察しているので、ここではルネサンスについてこの新しい人間学を引用しよう。《16世紀に、激動する思想と風俗は増大する渦巻状の新しい流れの中で、ヒポクラテス医学の基本に精神医学的知識の可能性と妥当性を加えた。すなわち、知識的体系としては、人間的生命力の病理学に精神病理学、つまり人間固有の本性の病理学を加えたのである》。《この人間像の革命は... 究極の科学、すなわち自由の病理学としての精神医学的知識を含む》。こうして科学的精神が生まれるが、エーは付け加える。《法則と解読された知識によって支配される世界像が現れると、次のことに注目する必要があると思われる。紀元前7世紀から5世紀の間、人間の道徳的悲劇は、自然の秩序の中に投影されていたのとは反対に、ルネサンスになると人間が、天体の軌道の中に人間の世界を位置させた瞬間に、人間自身も自分自身の中心へとひきつけられたのであった》（36 p. 15）。

　エーは、人間の本性を次のように考える。《ぐらつきながらも、悲劇的に世界の中心を作っている。もちろん不確定で、確かに創造の中心であるが、また欲望と夢の内在性と非理性の間の内的葛藤（後になって無意識のエスと呼ばれる）の場であり、理性の超越（後に意識あるいは自我と呼ばれる）の場である... 精神医学は、狂気があってこそ生まれたのであった。もっと正確にいうと、人間の狂気の病理学的形は、人間の本性の内在性に閉じ込められた捕虜として出現したのであった... しかしこのために、人間性の歴史の中の何かによって、理性 Raison に理性の欠如をつかむことが可能となったのであり、理性の欠如がつかんだのではない。それは理性を閉じ込め養うが、理性の欠如は気の狂った層からなり、その層に精神病者はとらえられるのである》。

　このように、ルネサンスに精神医学が誕生したという考えを展開した後で、エーは解明作業の解説を始める。これは3点の分析に基づいて、分析が可能となったものである。

― 《魔女》と《人間の狂気》
― 人間の個別的価値の出現
― 個人の社会の中への解放

　魔女裁判に関することについて、あらたにカルメイユ（10）だけではなく、ジルボーグ（11）も参照する。ミシェル・フーコーが、《狂気からルネサンスの地平へと上昇する》と呼んだものについては、エーは、《フーコーの著作の見事な標題》と評価している。すなわち**狂気の歴史 Histoire de la Folie** における、大いなる閉じ込めの前の第1章《阿呆船 Sultifera Navis》である。なぜならば、フーコーの論文によれば、大いなる閉じ込めは、デカルトの理性あるいはコグニト cognito による抑制の結果であるからである。しかしエーは、フーコーが無視しているラブレの中に、《形而上学的ほとばしりが沸き立っている最も深い精神、すなわちこの火がルネサンスの人間を焼き尽くして》、《思想の自由》あるいは《人間の狂気の崇拝》へと導いているのを認める。《*しかしこの狂気は、まさしく、きわめて普遍的であるが、きわめて斬新で、天才的で、詩的で、形而上学的であったので、医学的知識が客観化し取り囲んで把握しようとした特殊な狂気とは異なっていた*。医学的狂気はむしろ、病理学的狂気が出現する抑制の利かなくなった過剰な狂気の余波における、人間の自然の病気と鎖でつながれた狂気であり、人間の創造力ではなくて疎外を示している精神疾患のように思われる》（36 p. 17）。

　第2点、すなわち人間の個人的価値の出現がここで私たちの興味を引く最も重要なことであるのは、エーのいうように、人間の個々の考え方を表現する機会となったからである。《人間は物でも単なる有機体でもなく、本質的にその精神の体内化であり、固有の生産能力の体内化である。この概念はルネサンスに根を発し、開花して、精神医学的知識に原理をもたらしたのである［「形而上学的」とよばれる］... なぜならば精神医学的知識が、［精神疾患の］臨床的認識の大きな科学認識論的障害となるもの、すなわち、超自然的あるいは封建的世界の中への個人の埋没を取り除いたからである》。

　まずエーは、マックス・ウェーバーを引用し、次のことを強調する。《精神的・道徳的個体性の概念は、一般に、ルネサンスの中世社会の重要な突然変異と考えられる》。《人間についての中世の哲学思想は、*超越*の通路を経てルネサンスに変えられたのである。この超越は絶対的であり、人間の運命を根源的な超自然に、

本性としての人間存在の*内在性*に従わせた。しかしもちろん本性とは、活発に生きている自然である。

　ルネサンスの思想家のいう「ヒューマニズム」とは、個人がそれぞれ自分から世界の作者を作る活発な力と考えられるべきである。すなわち人間は、ただその特有の価値に従って存在するためにだけ、組織化されているのではない》（36 p. 17）。エーは何よりもまず、ルネサンス人のものであるヒューマニズムがいかにして作り上げられたかを検討する。これらのヒューマニストたちは、まず心理学者であった（p. 16）[2]。ルイ・ヴィヴ、ニコラ・ド・キューズ枢機卿などの様々な形の思想、またもちろんエラスムスやトマス・モアなどの思想も分析すると、人間像が明らかになる。そして《時には、一方では理性の自由の運動を順序立て、他方では人間性に含まれる夢や狂気によって、その組織解体や脆弱性を含んでいるものとの関連で、*人間性の組織そのもののモデル*になる》（p. 18）。エーはまた、この宗教改革の中に、より大きな、文化的、社会的、宗教的な運動、人間の病理学的観点にふさわしい運動を見ている。彼にとって宗教改革は、《人間の自由のテーマについての昔からの複雑な人間考察であった… これは人間性の問題提起であり、いわば自由の不安そのものであった（キュルケゴールがいった通り、彼は、人間とその本性とのつながりを問いかけて以来、その問題から逆にショックを受けて、精神病理学的事象の必要性を生み出した）》。エーはこの点について、ポール・リクールが1940年に刊行した2巻の**意志の哲学（有限性と罪悪感）Philosophie de la Volonté （Finitude et Culpabilité）**（40）に立ち返る。

　エーは、宗教改革の解釈として、宗教や教義の歴史とは別なことを述べる。すなわち、《人間の諸問題は、その運命に強い関心を抱き、目的を考え、自由の不安を生きることにおいて、身体と生命の主題そのものとして現れる。なぜならば、不安は人間の自己‐決定の可能性の組織化そのものの中に組み入れられてい

---

2 その当時、《心理学》という言葉が現れる、もっと正確にいうと、それに現代的意味を与えたのである。なぜならば、その時まで心理学は霊魂の超自然的幻視の出現を意味したからである。これは《ドイツ人のヒューマニストで改革者のメランフトン1497-1560）が講演でそのような題をつけたのである。この言葉はまた、ドイツ人の哲学者のJ・T・フライギウスが1579年に用いた。心理学という言葉には、ライプニッツ学派や特にヴォルフがさらに現代的な価値を与えた Psychologia empirica, 1732；Psychologia rationalis, 1734) Rey）．》

るからである...個人と人間としての人格は、その統一体（**多重化統一体**）として構成された存在である。そして、人間の価値体系の中に投影されるのは、その存在の階層性である。したがってその体系は人間の本性によるものであり...当然その本性を超えるために組織化されている。すなわち、**それは、精神を創造するために自分の身体的組織を意のままに使うことのできる人間の本性に属している**...人間の存在論的自由の生きた組織は、**精神病理学の基本そのものである**》。エーは簡単なメモで、彼が明らかに望む系列として、一連の哲学者の名前を列挙している。そしてこの列挙の最後には、エー特有の思索を発展させた**意識 La Conscience** の第 2 版が掲載されているので、彼の考えが位置づけられる。《自由意志の問題を解決するために、あるいはむしろ、人間性を自由の可能性の上に築くために、存在論的階層性の人類学的解決法が提唱された。それは特に 20 世紀のフランスの哲学者に認められる。たとえばラクリエ、ベルクソン、ジルソン、モーリス・ブロンデル、ラヴェル、E・ムニエ、ガブリエル・マルセル、J・ナルベール、V・ジャンケレヴィッチ、H・デュメリー、それからまた M・メルロ-ポンティや J・P・サルトルである。外国では、ハイデッガー、当然フッサールもつながり、それから思い切って、この一覧表以外の人を挙げるとすれば、やや人為的であるが、外国の K・マルクスやヘーゲルを越えた哲学思想の系譜が挙げられる》(p. 19)。あえてこの企てを行って、エーは、宗教改革者のユマニストの思想と 20 世紀の心理学的医学、哲学の思想を関連づける。この関連のつけ方は、ヘーゲル（1770-1831）の業績である科学認識論的革命の大きな輪である。エーにとって、社会の中の個人の解放、すなわち中世社会から現代社会への変化を構成する最後のものは、「理想や自由主義、民主主義、資本主義あるいは社会主義を作る思想に従って全世界に社会的進歩をもたらす」であろう。この発展は（あるいはこの「革命」、1789 年の革命は決定的な分岐点となる）、精神病理学的事象の出現に重要な影響を与えた》(36 p. 19)。

　15 世紀から 17 世紀の政治社会的制度の変化の研究、特に国家の中で主体の個人主義的な像の研究を通じて、エーは精神医学と社会の関係を考察する。《精神病理学的事実が要請されるのは、社会の中で...最大限の緊急性と重要性をもって、個人の自由の問題、いわゆる個人の価値、それぞれの人間の責任あるいは「規範性」が問われるときである》。《精神疾患が、人間の責任や自由をおとしめる対象として出現したのは、封建主義体制から...「人間の権利」あるいはまた人間

の尊厳と呼ばれるものを認める社会形態へ移行する時代であったことは、ごく当然のことである》(36 p. 20)。

　エーは彼の歴史的著作で、精神医学の誕生と精神病理学的事象の知識の条件を明るみに出して、それらが、《古代史の神話の闇の中に失われることなく、現代のイデオロギーの作り話の中に失われることもない》ということを示したかったことが、その発展を通じて理解される。彼は、私たちに精神医学の長い懐胎期間に貢献した**精神医学の七賢人 Pléiade psychiatrique** を紹介している。すなわち、古代医学の《七賢人 Pléiade》が、15世紀前に医学を誕生させたのであった。これはエーが、自分にとっての精神医学的知識を定義する契機となる。すなわち発表された考え方の研究を可能とする記述科学である。また精神医学の七賢人を形成する7人のそれぞれの研究者について、エーは、彼らが精神疾患を論じた著作に加えて、現代の注釈者による彼らに関する分析をぬかりなく引用している。

　1°)　ジャン・ファーネル（1497-1558）の《世界医学大全 Opera Univers Medicine》は1607年に刊行された。それについて、チャールズ・シェリントン卿は、生涯の最後に、《自然の人 Man on his Nature》(1940) で心より称賛している。

　2°)　パラケルスス（1493-1541）、彼の精神疾患に関する著作、**かくも理性を奪う疾患について Von den Krankheiten so die Vernunft Berauben** は1567年になってやっと刊行された。ジルボーグは、精神の病理学に生物学的観点を導入したことを高く評価している（11 pp. 195-200）。

　3°)　ジララモ・カルダーノ（1501-1570）は、アレクサンダーとセルスニック（41 pp. 100-102）による、特に人相学や暗示に注目している。

　4°)　ヨハン・ワイヤーあるいはジャン・ワイヤーの《De Proestignis Doeminium》(1579) (42) は、1885年に再版され、ブルネヴィユによって作られた《悪魔叢書 Bibliothèque diabolique》に加えられた。

　5°)　ジャン・シェンク（1530-1598）は、《ごくまれな医学的観察》の中に、ガレノスの伝承における、メランコリーと《悪夢》との関係の研究、およびレニェル・ラヴァスティンの歴史的研究の対象となった妄想と幻覚の研究を加えた。

　6°)　フェリックス・プラター（1536-1614）は、疾病学の創設者の1人であり、《実践医学 Praxis medica》(1602) の中で、病気の分類とくに精神疾患の分類を試みた。これについてはカルメイユが、その《狂気について De la folie》(10) の中

で論じている。

7°) 最後はポール・ザッキアス（1584-1654）である。彼の《法医学の問題 Questions médico-légales》は、伝統的に記述されてきた様々な精神疾患を示している（アメンチア、ヴェザニー、急性せん妄 phrenitis）。これらの精神疾患は、それが含む法医学的偶発事件を伴っている。エーはここで改めて、ミシェル・フーコーのアレクサンドル七世の侍医の著作についての深い考察だけに賛辞を送っている。そこで私たちは、シャルル・ヴァロンとジョルジュ・ジェニル-ペランの古い研究に立ち返る（Charles Vallon et Georges Genil-Perrin : La psychiatrie médico-légale dans l'œuvre de Zacchias（1584-1659）Paris : Octave Doin et Fils ; 1912）。

アンリ・エーは、他の多くの医師、哲学者、法学者、神学者が精神医学の《萌芽状態》の時期の構成的知識の構築に貢献したことを注目させる。その後の発展、すなわち、この著作の第4部を構成するはずであったものについて、エーはこの章の最後となるはずの短い結論で、その方向を引き出す時間しかなかった。確かに《精神疾患の客観化は、精神疾患の観察を通して見られるような臨床的様相について可能な厳密な記述を要請されるが、そればかりではなく、臨床家が聞いて理解することについても同様である》。ここで十分示される《種》に分類する試みと批判は重要であり、ここでは、精神医学的知識がこれらの論争を通じて発展したことを示すだけで十分である。

《精神疾患の「自然性」の最も基本的な側面の1つは... この3世紀以来の精神医学の実践的かつ理論的なあらゆる運動の中心であり、精神疾患と脳の病理学とのつながり、すなわち統合レベルでの人間の自然の障害自体とのつながりである》（p. 23）。

エーにとって、精神医学の進歩は、要するにこの関係を分析して知識を作りだす進歩の中で起こる。それは、一方では、《単純な機械に還元不可能な脳の力動に関する漸進的な高度の知識によって》なされる。他方では、精神医学的対象の神経学的事象との差異を大きくすることによってなされる。《それは、ただ単に、関係生活生命の道具の部分的崩壊として定義することしかできない》（p. 23）。エーにとってこの意味で、20世紀初頭のジャクソンからソ連の神経生理学的研究はぴったり一致する。この世紀末になっても同じではあるまいか。

最後に、《精神医学が解決しようとする精神疾患の客観化の問題は、まさしく

すべての人間の精神につきまとっているものであり、これこそが、人間の狂気の精神なのである》、しかし《... 人間の公分母、人間性の「抒情的な核」この存在によって、夢と詩の源泉の基本を構成するものは、この病理学的な特殊な形（精神医学の唯一の対象）と混同してはならない。この特殊な形は、病理的な構造であって、人間存在の組織の枠外では考えられないのである。すなわち、人間存在の存在論的かつ階層的構造に起因する... 人間の狂気でないもの、理性を欠いていないもの Déraison ではないもの、正確には、理性 Raison やその意識 Conscience であるもの、現実の機構である自我における統合行為そのものに従属する関係を検討しなければならない》（p. 21）。

かくして、エーの精神医学の誕生についての哲学的考察が中断されたところまでたどり着いたのであり、それは矛盾の上に成立している。なぜならば、もしこれらの基盤に関する思想の歴史が、他ならぬ人間存在の組織化と組織解体の発展についての思想歴史であるとすれば、それは、精神医学の誕生がいまだに完了していないということなのである。

文献

1 - EY H. - *Hallucinations et Délire*, Félix Alcan, Paris, 1934.
2 - EY H. - *Etudes psychiatriques*, T. I. Historique, méthodologie. Psychopathologie générale. 2e éd. Desclée de Brouwer, Paris, 1952.
3 - GRMEK M.D.- (ss la dir. de) - *Histoire de la pensée médicale en Occident.* T.I （Antiquité et Moyen-Age） trad. et adap. franç. Le Seuil, Paris, 1995.
4 - LAIN-ENTRALGO P. - (ss la dir. de) *Historia Universal de la Medicina.* VII Tomes, Salvat, Barcelona, 1972-1975.
5 - GUIRAUD P. - *Psychiatrie générale,* Le François, Paris, 1950.
6 - BERNARD H. - L'histoire de la psychiatrie selon Ey （sa forme et son sens, le mythe） in *Rev. int. d'hist. de la psychiat.,* I, n° 1, 1983, 59-77.
7 - EY H. - Introduction à la psychiatrie （Histoire de la psychiatrie） *E.M.C. Psych.* 37005 A 10, 2, 1955.
8 - La psychiatrie dans le monde （Tendances doctrinales. Organisation professionnelle, législative et professionnelle） Annexe au 《Traité de psychiatrie clinique et thérapeutique》 Directeur Henri Ey, *Encyclopédie médico-chirurgicale,* Paris, 1955.
9 - MASSIN C., GARRABE J. et ALLILAIRE J.F. - Psychothérapies en Extrême-Orient, *Encycl. Med. Chir.* 37-820 B 90.
10 - CALMEIL L. - *De la folie considérée sous le point de vue pathologique, philosophique, historique et judiciaire,* J.-B. Baillière, Paris, 1845.
11 - ZYLBOORG G. - *A History of Medical Psychology,* Norton et Cie, New-York,1941. 神

谷美恵子訳「医学的心理学史」みすず書房、1958。
12 - HECAEN H. - Behaviorisme et Neuropathologie. *Evol. Psych.* 1950, 22-58.
13 - EY H. - BERNARD P. et BRISSET Ch. - *Manuel de psychiatrie,* Masson, Paris, 1960.
14 - EY H. - *Manuel de psychiatrie,* 5e éd., Masson, Paris, 1978.
15 - MINKOWSKI E. - *Traité de psychopathologie,* P.U.F., Paris,1966.
16 - ALONSO-FERNANDEZ F. - *Fundamentos a la psiquiatria actual*, Paz Montalvo, Madrid, 1968.
17 - CABALEIRO GOAS M. - *Temas psiquiátricos,* Paz Montalvo Madrid, 1959.
18 - SAURI J. J. - *El naturalismo psiquiátrico* (Historia de los ideas psiquiatricás), Lohlé Lumen, Buenos Aires, 1996.
19 - EY H. - *Naissance de la médecine,* éd. posthume par H. Maurel, Masson, Paris, 1981.
20 - LAIN ENTRALGO P. - *Mysterium doloris* -Univ. Menendez Pelayo, Madrid, 1955. Résumé en français, Hachette, Paris, 1969.
21 - ROBIN L. - *La pensée grecque et les origines de l'esprit scientifique,* 1923, réed., Albin Michel, Paris, 1973.
22 - LAIGNEL-LAVASTINE M. - *Histoire générale de la médecine,* Albin Michel, Paris.
23 - POULET J. et SOURNIA J. Ch. (ss la dir. de) - *Histoire de la médecine, de la pharmacie, de l'art dentaire et de l'art vétérinaire.* T. I, Albin Michel / Laffont / Tchou, Paris, 1977.
24 - THORWALD J. - *Histoire de la Médecine dans l'Antiquité,* trad. franç., Hachette, Paris, 1962.
25 - COURY Ch. et GIROD L. - *La medicina de los actuales pueblos primitivos in Historia Universal de la medicina.* Dir. P. Lain Entralgo, Salvat, Barcelona, 1972.
26 - BARIETY M. et COURY Ch. - *Histoire de la Médecine,* Fayard, Paris, 1963.
27 - SOURY J. - *Le système nerveux central. Histoire critique des théories et des doctrines* (2 vol.), Carré et Naud, Paris, 1899.
28 - LAIN ENTRALGO P. - *Maladie et culpabilité* (trad. Y. Pelicier) Resmo, Paris, 1970.
29 - DAREMBERG Ch. - *La médecine chez Homère,* Paris, 1965.
30 - DAREMBERG Ch. - *Etat de la médecine entre Homère et Hippocrate.*
31 - LITTRE E. *Œuvres complètes d'Hippocrate* (texte et traduction), 10 vol., Baillière, Paris, 1839-1861.
32 - BOURGEY L. - *Observation et expérience chez les médecins de la collection hippocratique,* Vrin, Paris, 1953.
33 - DELALANDE A. - *Vocabulaire technique et critique de la philosophie,* 11e éd., PUF, Paris, 1972.
34 - LAIN-ENTRALGO D. - *La Historia clinica,* Salvat, Barcelona, 1950.
35 - FOUCAULT M. - *Naissance de la clinique,* PUF, Paris, 1963. 神谷美恵子訳「臨床医学の誕生」みすず書房、1969。
36 - EY H. - La naissance de la psychiatrie, *Actualités Psychiatriques* 1978.
37 - KOPP P. - La psychiatrie d'Albert le Grand. *Zschr. ges. Neur. Psych.* 1935.
38 - KOPP P. - La psychiatrie de Saint Thomas. *Zschr. ges. Neur. Psych,* 1933.
39 - FREUD S. - *L'interprétation des rêves,* trad. franç., P.U F. 高橋義孝訳「夢判断」人文書院、1968。
40 - RICOEUR P. - *Philosophie de la Volonté.* T. II. Finitude et Culpabilité, Auvbier, Paris, 1940.
41 - ALEXANDER F.G. et SELESNICK S.T. - *Histoire de la psychiatrie* (1966), trad. franç.

Armand Colin, Paris, 1972.
42 - Wier J. - *Histoires, disputes et discours des illusions et impostures des diables, des magiciens infames, sorcières et empoisonneurs : des ensorcelez et démoniaques et de la guérison d'icceux : item de la punition que méritent les magiciens, les empoisonneurs et les sorcières* (1579) 2 volumes, Delahaye et Lecrosnier, Paris, 1885.

終章

　これまでの章を次のように読んでいただいたことを期待したい。これは、書き残された著作の概略であり、アンリ・エーの精神医学的かつ哲学的著作全体を医学と精神医学の歴史を通時的に位置づけ、また彼が思想的交流を持った研究者の著作との関係を共時的関係に位置づけた分析の概略である。結局それは、《現在までの科学的精神医学の発展》で論じているもの以外の何ものでもない。すなわち、彼の**医学史における精神医学の歴史**Histoire de la psychiatrie dans l'histoire de la médecineの第4部である。

　このようなことは、エーの広大な研究の前にたじろいでしまい、現在では誰もあえて企てようとしないだろう。なぜならば、その時代において著者や著者の死により未完のまま残された偉大な著作をあえて完成させようとするのは危険な試みであり、それにまた賛美することでは、その一つ一つの彼なりのやり方を妨げることにしかならないからである。

　この20年来、多くの研究がアンリ・エーに捧げられてきたが、ほとんどが精神医学の歴史に関するものではない。諸々の精神医学の歴史は、エーについての評価が人によってかなり変わるとしても、その名前をあげていないものがほとんどである。またしばしばエーの著作を扱った論文や研究報告の著者も、彼の思想の一面しかとらえていない。私たちはすでにこの小冊子の対応する章で、これらのテクストをいくつか引用してきた。エーの死が告げられたが、シリル・クペルニクはそれにもかかわらず、**アンリ・エーまたは精神医学の統一 Henri Ey ou la psychiatrie unifiée**（1）を刊行した。この著作は、器質力動論にある多様な考え方を単一の器質力動論として統一することを目指していた。

　1978年の初め、ジャン-ルイ・ルールはC.E.S.の最後の論文で、《精神医学の実践におけるアンリ・エーの器質力動論の利点》（2）を掲載している。この偉大な精神科医の一周忌にあたって、ジャン・ラブカリー、シャルル・デュラン、クロード-ジャック・ブラン、テオフィリー・カメレらの研究者は、世界百科事典 *Encyclopedia Universalis* 出版のために、エーの重要な著作目録を含む、生涯と著作の総括を紹介した(3)。形になった完全なエーの著作目録は、1977年のレヴォ

リューション・プシキアトリック誌のアンリ・エー記念号に掲載された、ジャック・グリニョンのものである。グリニョンは、最初に述べたように1994年にその改訂を行い、1977年以降に発表されたアンリ・エーの著作を論じたいくつかのテクストまで参考文献に含めて、完璧なものにした（4）（pp. 578-579）。1978年の末にはパリで、レヴォリューション・プシキアトリックの組織したシンポジウムが開かれた。その後その発表は、フィリップ・ケクランの序文付きで、**精神医学の特異性 Spécificité de la psychiatrie**（5）のタイトルで出版された。

　80年代には、エーの名前は精神医学の現代史を扱っている著作に次第に頻繁に表れてくる。

　エリザベート・ルディネスコは、**百年の戦い。フランスの精神分析の歴史 La bataille de cent ans. Histoire de la psychanalyse en France** の初版で、アンリ・エーがレヴォリューション・プシキアトリックの中心として、重要な役割を果たしていることを記述している。レヴォリューション・プシキアトリック誌の始まりについては、この本の最後の第4部第III章に述べてある通りである（6 pp. 413-432）。第2巻（1925-1985）でも同様で、特に精神医学と精神分析との関連からラカンとの交流に関して、あるいはエリザベート・ルディネスコにとって、《精神力動学的精神医学の大いなる没落》を示している反精神医学運動（6 pp. 483-511）に関して、エーの名前はしばしば登場する。

　この精神分析の歴史家は、最近の**精神分析学事典**で、《アンリ・エー》の詳細な項目を書いている。これにはエーの基本的な文献目録と、その思想の重要点やそれと関連するその他の項目への興味深い参照記号がついている（7 pp. 278-279）。

　アントワーヌ・ポロの監修した**精神医学アルファベット順便覧 Manuel alphabétique de psychiatrie** は第1版（1952）から、アンジェロ・エスナール（1886-1969）による《器質力動論 Organo-dynamisme》の項目と、アントワーヌ・ポロ自身による、アンリ・エーの研究を参照した、《ジャクソニスムと新ジャクソニスム》の項目がある。この2つの項目は歴史的性質があるので、第7版と最新版まで修正されずに掲載されている（8）。

　1983年には、20世紀までの精神医学の歴史について2冊の著作が刊行された。2冊ともエーの研究を様々な章に割り振っているが、不思議なことに、私たちにはっきりしていることは、エーの弟子である著者による解説ではない。

精神医学の 1 世紀 Un siècle de psychiatrie（9）で、ピエール・ピショーは興味深い参照文献とともに、エーの研究を繰り返し援用している。まず、ドイツの精神論者学派については、エーがコレ（10）の著作からエスキロールまでの著作で行った研究があり、そこでエーは新生気論的展望からドイツの《心理主義者 psychologistes》、特にハインロートとの類似性を強調している。その上、ジャクソンの影響に関するイギリス精神医学学派の章では、これも精神医学マニュエルの第 4 版（1974）から引用されている。

　最後にクレランボーについての《臨床精神医学と精神病理学》に関する章では、ピショーは、《アンリ・エーは、クレランボーの研究を「反動的機械論的」精神医学の具象化として特別な標的にした》(9 p. 131) と書いている。《アンリ・クロードは特に弟子であるアンリ・エーとともに「機械論」に反対し、精神医学に移し替えられた、ヒューリングス・ジャクソンの「力動学 dynamiques」の構想に助けをもとめ、これによって、慢性妄想病の新しい「構造的」分類を提唱することができた》(9 p. 139) とピショーは考えている。ピショーにとって、器質力動論のより体系的な解説は、エーがグルーレの概論 (11 pp. 720-762) のために執筆したもので、それらの研究と典拠とした文献目録がついている。

　1983 年の第 2 の著作は、ジャック・ポステルとクロード・クゥエテルの監修した**精神医学の新しい歴史 Nouvelle histoire de la psychiatrie**（12）である。奇妙なことだが、ジョルジュ・ランテリ-ロラは、器質力動論を 19 世紀に行われた研究として取り扱っている。これは、ランテリ-ロラが中枢神経系の考え方の進歩と現代精神医学の発展との関係を検討して、アンリ・エーのダイナミズムは、《E・ミンコフスキーやラマルク、さらに Ch・シェリントン、H・ヘッドらと共通した時間性の哲学》と関係していることを示している。これらの研究者の仕事は 20 世紀の初めに行われたものであるので、1 世紀もさかのぼるべきではない。しかしランテリ-ロラは、これはクルト・コフカ（1886-1941）やヴォルフガング・ケーラー（1887-1967）の実際の読解であることを示したのであり、恩を感じながらも、エーの教育の誘惑から逃れることができたのである。確かにこれはすべて、19 世紀固有のものと考えられる思想の流れではある (12 pp. 427-428)。しかしながら、エティエンヌ・トリヤの筆によれば、私たちは器質力動論を 20 世紀のただ中に見出すのである。彼は、これをエーが可能にした理論として、次のように紹介している。《エーは、1946 年以降に精神医学が完全に分裂する危機

を感じて、精神医学を統合した人である...精神医学を自立した科学として構成し、原典を一貫性をもって総合することができた。この総合はまた、必要なものを摂取し、その統一を脅かす恐れのある遠心的な力に抵抗することができる...年月の流れに沿って...目を見張る科学的発見に沿って...H・エーは万難を排して、対話者たちによる先進的な論議にもかかわらず、しっかり自分の立場を維持する...これらの貢献を拒否することもなく、逆にエーはそれらを利用して、心的生活生命(ヴィープシシック)の統合と崩壊の総合的な構想の中にそれらの事実を取り入れる、現在ではこうして、精神医学の統合主義となっている》（12 pp. 473-474）。また同書でジャック・シャゾーは、《精神医学の歴史に精神分析を位置付けるために》、フロイトへの復帰の十字軍であるラカンが、《H・エーのボンヌヴァルが、最も先端的な臨床的精神病理学と現象学の、比類のない先端的な弁証法的対決の場である》ことを認めている》としている（12 p. 493）。

エーと同時代の人や、直接の弟子であるサン-タンヌの研究サークルの人々によってボンヌヴァルの師の批判的分析がなされた後に、第2世代の弟子たちによって書かれた研究が、フランスを始めスペイン語圏の国で現れ始めている。第2世代の弟子は、チュイールの専門病院センターで、エーが晩年に行った口頭による教育を受けることのできた人々、あるいはいくつかの彼の著作を読んで、その思想に慣れ親しんでいる人々である。

1984年に、パトリック・クレルヴォワは、ボルドー大学で**アンリ・エー、精神医学解明の50年** Henri Ey. Cinquante ans de lumière en psychiatrie というタイトルの医学博士学位論文の公開口述審査を受けた（13）。

1987年には、雑誌プシキアトリー Psychiatries は、エーの十年忌を記念して2つの重要な論文を掲載した。1つは**アンリ・エー、幻覚概念の歴史家** Henri Ey, historien des idées sur les hallucinations（14）であり、著者のパトリス・ベルゾーは、《アンリ・エーの偉大な著作から主題を汲んでいる》と書いている。この論文は3つの問いかけで始まる。《精神医学的知識の現象世界との関係は何か？　言語との関係は何か？　歴史との関係は何か？》。この質問は、経済情勢とは関わりのない、精神医学の科学認識論を練り上げることを可能とする。これは実際に、エーが弟子たちに行った教育の目標であった。注目されるのは、ベルゾーが真っ先に取り上げたエーの2つの研究、**幻覚概念の進歩** L'évolution des idées sur les hallucinations（1932）と**幻覚と妄想** Hallucinations et délire（1934）

である。彼がエーの思想の2つの面、すなわち歴史的次元と幻覚と妄想の間にある変わらぬ興味を同時に分析しているので、私たちも本書では2つの章に分けて解説した。

2つ目の傑出した論文、**アンリ・エーの影響 L' influence de Henri Ey** は、ジャック・グリニョンがロベール・M・パレムと対談したもので、パレムから見て最も優れた著作が示されているので、この理論的な観点について賛否両論があるにしても、結局、実践面でインパクトとなっている。これらの回答は、正確で貴重な文献目録が付いていて、思想の全体運動の中にエーの著作を位置づけているだけに、何が影響したのかがさらにはっきりする。

小冊子の**アンリ・エーの思想 La pensée de Henri Ey**（1990）は注意を引かなかったが、2人の著者の1人のおかげで読む機会を得た。私たちがエーの突然の死の知らせを受けたショックからまだ立ち上がれない頃、この小冊子のためにアルチュール・タトシアンが書いた短い序文を読んだときには、驚かずにはいられなかった。《1977年にアンリ・エーが死去した後、彼の友人や同僚や弟子の間に、証言、賞賛、思い出などが渦巻いたが、業績そのものについての関心は少なかった。それゆえ、現在の2人の精神科医、ティエリー・アルベルヌとジャック・ルーがあえてこの本を発表したことは重要である。しかしまた永遠の精神科医であるという前に検証の場が必要であるとしても — 彼らはすでに過去の精神科医であるかのようにエーの思想や行動を紹介している》。アンリ・エーの評価に関連してタトシアンは付け加える。《この本の特に優れたところは、列聖手続に必要なすべての証拠書類を提出していることである。すなわち、エーの役割が精神医学の実践に重要であったことを再認識するための論拠を示している。そしてエーが基礎を築いたかあるいはそう信じていた器質力動論を、決定的にもう一度認めさせるべきであり、あるいは比較的に無視されていたことに目を覚まさせるべきであるということを考察している》（16 p. 4）。これが列聖手続の予審であるとすれば、聖人伝のような美化しすぎた伝記を非難していたアンリ・エーを怒らせるだろう。若い2人の同僚は、《私たちが、臨床家であると同時に科学者でも哲学者でもあった人物の人格ではなく、著作にこの証言の一部をゆだねるのは、もちろん、判事の立場ではなく「ジャーナリスト」としての立場からである》とはっきり述べている。2人はむしろ、悪魔の弁護士の役割を演ずる、ジャーナリスティックなアプローチをしているのであろう。

2人の著者は、分担し合って5つのテーマを取り上げている。ジャック・ルーは《歴史的側面》と《現象学》を、ティエリー・アルベルヌは《アンリ・エーと器質力動論》、《アンリ・エー、幻覚の天才》を、最後は、《最後の精神科医 dernier psychiatre》を取り上げている。この小冊子の精神を最もよく示しているように思われるのは、アンリ・エーを捉えたこの最後の考え、すなわち、《最後の精神科医》である。ティエリー・アルベルヌは、《アンリ・エーの著作を科学的価値によって区別することは不可能であるにもかかわらず（何によってそれをしたのだろうか？）》、まず《著作目録の要約》を示している（16 p. 33）。ところがこれは、エーの思想の真の研究となるものであると思われる。ティエリー・アルベルヌは次の3冊が重要であるとしている。

　－**精神医学マニュエル Manuel**《この本は最も有名で、いわば、外国でもフランス精神医学の「ベストセラー」である》(16)。この著作がなぜ過去の精神科医によって書かれているのかを理解することは重要だろう。この初版は1960年であり、40年たっても、多くの国で精神医学教育のための基本的書物である。ただし、アングロサクソンの国では一般に真価を認められていない。このことについてはあとで触れることにしよう。

　－**幻覚概論 Traité des hallucinations** は卓越した著作である。

　－最後に、**意識 La conscience** は1963年の初版で主著書と考えられる。

　しかしアンリ・エーの思想についてのこの研究の重要点は、彼の思想を表現する言語あるいはそれを反映する様式の分析にある。アルベルヌは、この最後の重要な著作を現実に即したものと判断しているが、これは《意識野の解体》というような奇妙な表現の考案に起因すると考えている。しかし実際には、エーの思想を構成する様々な要素は、彼が取り入れた多くの研究者から借りてきているので、アルベルヌの示した例は、エーがこの表現の考案者ではないということをいっているのである。エーの思想の独創性は、発明よりも思想の構成、思いがけない関連づけに由来するものである。これらは、口頭による教育を受けたことがなければ、彼の著作を読む人を驚かす可能性がある。私たちはエーの講義で、最初はしばしば当惑するが、彼の思想がやがて明快な系統的論述となって次第に構成されていくのを聞いたものであった。

　アメリカの出版社の優れた査読係が、エーの著作、特にマニュエルの翻訳に携わって、彼の文体、すなわち常軌を逸した文の長さ、言語新作、翻訳されていな

終章

いドイツ語、哲学的な脱線、多様な参照文献などに注目して、似たような批判をしたのはおかしなことである。そして彼らは慎重に大西洋を越えた出版社に対して、このような著作は出版しない方がよいと忠告した。この著作は、簡単に理解できて学ぶのがやさしく実践しやすい精神医学に慣れている人々には売れないというのである。なぜなら、彼らは理論的思考など気にかけないからである。

エーを《最後の精神科医》と呼ぶことになったのは、この読解の難しさにあるのだろうか？

私たちから見ると、アンリ・エーは、精神医学的思想の進歩に貢献した哲学的医学者の最後の1人であった。この医学分野は思想の砂漠を横断して、80年代に始まったのである。このことはエティエンヌ・トリヤが、ボンヌヴァル病院が全業績を構成した人の名前、すなわちアンリ・エー病院と改名した時の式典で、いみじくも述べた通りである（17）。エーが守り、例証した精神医学は再び試練の場に戻って、最後のテクストでエーを卒業させるように動かしたのと同じ精神で、分析しなければならない。

1991年に、クリスティアン・プルマルクは、ボルドー第2大学のCESの学位論文、**精神病の臨床と精神病理学における原因と意味に関する研究の諸側面** Aspects de la recherche, de la cause et du sens dans la clinique et la psychopathologie des psychoses を提出した。そこで彼は、アンリ・エーとジャック・ラカンの思想について、ガエタン・ガティアン・ド・クレランボーとカール・ヤスパースの思想の交差する影響を分析したが、これは、骨の折れる著作の読解に意気阻喪しない精神科医が現在でもまだ残っていることを示している。アンリ・エーの著作の分析に関する部分（19 pp. 157-191）は、**精神医学の自動症の概念** La notion d'automatisme en psychiatrie（1932）から**幻覚概論** Traité des hallucinations（1973）までの広範な著作目録を参照している。この論文は、20年間部分的には忘れられていた業績を知ろうとする、若い世代の好奇心のあかしであった。

P・クレルヴォワ、M・ラッサニュ、G・ジュグラールは、ランフォルマシオン・プシキアトリック L'Information Psychiatrique の1993年12月号で、《アンリ・エーの著作における幻覚 Les hallucinations dans l'œuvre de Henri Ey》を発表した。そこで彼らは、主題の概念を彼らと同時代との比較で位置づけている（17）。

私たちも、1994年10月8日にリヨンで開催されたフランス精神医学会で、

今日の臨床におけるアンリ・エーに照らし合わせた意識の場所 La place de la conscience à la lumière de Henri Ey dans la clinique d'aujourd'hui を発表して注目を引いた。そのとき、意識の問題は新たに、英語圏の、クリック、ペンローズ、エーデルマン、またジョン・エクルスやカール・ポッパーなど、偉大な神経生物学者や哲学者が取り組んでいた。エクルスとポッパーの共著**自我と脳 The Self and Its Brain** は 1977 年に出版された。ジョン・C・エクルスは、意識が脳を制御すると思われる仕方について、エーが好んで使った《意識野》に復帰している (18)。

この時に、世界中のアンリ・エー研究の研究者、学会、様々な集まりと交流して、残された業績、すなわち精神医学の進歩についての確固とした思索を示す思想運動を維持する財団の構想が生まれたのである。

1996 年 3 月号のプシキアトリー・フランセーズ Psychiatrie française 誌は《臨床精神医学の 50 年》の特集号であった。私たちは、精神医学思想の発展に関する論文を発表した。すなわち精神医学思想は、エーの教えから学んだように臨床的データの理論的分析によって作成されているのだが、失理論的 a-théorique であることが明確な精神医学の導入によって、根本的に変えられてしまったことが判明した。この大混乱の理由の 1 つは、おそらく、精神医学を考えることを教えると主張する人の著作が非難された、試練の年があったことによると思われる。クロード-ジャック・ブランとジャック・ビルンバウムは同雑誌に、ポッパー思想に基づいて分析を行った、**アンリ・エー、意識の理論家。歴史的著作の現在性** (20) を発表した。彼らにとって、K・R・ポッパー（1902-1994）の科学認識論は、意識の理論で示されたような、エーの思想の科学的特徴や現在性を示すことを可能とした。こうしてブランとビルンバウムは、フランス精神科医に知らしめるのに貢献したのである。

私たちは、昨年、《アンペシュール・ド・パンセ・アン・ロン》叢書として、統合失調症性精神病についてのアンリ・エーの論文選集を出版した。収録されたテクストは入手不能となっている。特に、1955 年の**内外科学百科事典 L'Encyclopédie Médico-Chirurgicale** (21) の有名な論文や、特にマドリッドの第 10 回世界精神医学会で行った多くの講義やその後のサン・タンヌにおけるアンリ・エーの精神医学研究集会の講義などの再版である。この本の評判はよく、論文集のために書いた序文をあえて発展させて、出版以来、提起された様々な質問

に答えることにした。この機会に初めて彼の思想に触れた多くの読者は、少し前に提起されたように思われる質問の多くは、数十年前にすでになされていたことを確認して驚いたのであった。特に、多くの英語、フランス語、スペイン語の研究者がエーの著作の現代性を再発見したのは、現代の《新ジャクソニスム》をめぐる考察によってであった。

1978 年に出版された、ジョン・フロドストロムによる、**意識 La Conscience** の第 2 版の英訳である**意識 意識していることと意識的になることの現象学的研究 Consciousness A Phenomenological study of Being Conscious and Becoming Conscious** が、どのような評判だったのか知るべくもない。これには、おそらく絶筆となったエーの序文がついていて、そこで彼は英語圏の読者のために、彼の著作の建築的設計図を示すために数頁を割いている。

私たちはすでに、器質力動論についてのジェルマン・B・ベリオ(彼は、その頃リードで教職についており、1977 年の記念号に《アンリ・エー、ジャクソンとその強迫観念 Henri Ey, Jackson et les idées obsédantes》を寄稿した)についての関心を述べた。また、ベリオは、幻覚と妄想の間の関係に関するエーの概念についても関心があり、スペイン語圏の精神医学でその概念を再発見させ、1996 年にフィリベルト・フエンテネブロとディエゴ・デリロ (22) との共著で、それについて発表した。ケンブリッジの著名な科学認識論学者が、英文で発表した最近の著作、**精神症状の歴史、19 世紀からの記述的精神病理学 The history of mental symptoms. Descriptive psychopathology since the nineteenth century** (23) を読むと確認されるように、エーは、確かに最も引用されている研究者であり、しかも彼の主たるテクストが、参照文献となっているばかりではなく、さらにそこには、私たちがすでに引用してきた彼の業績に関する多くの研究も入っている。これが、エーの業績に関する英語の論文を再び取り上げるきっかけとなることを期待したい。なぜならば、エーはこれまでエヴァンス (24) の発表だけしか注目をひかなかったからである。私たちフランス人の中には、大西洋を越えたところから戻ってきた場合にしか、進歩を知らなかったり認めなかったりする人もあるが、それでも彼らは現代の精神医学の進歩にエーの思想が果たした役割を再発見するだろう。

その他の人々はこの回帰を待つまでもなく、**医学史における精神医学の歴史 l' Histoire de la psychiatrie dans l' histoire de la médecine** が第 4 部となるはず

の著作に貢献するだろう。なぜならば私たちの友人、ジャック・シャゾーによって、**幻覚と妄想Hallucinations et délire**の再版が《姿を見せる》という予告がなされているからである。ティエリー・トレミンヌの**アンリ・エーとジャクソニスムの赤い糸Henri Ey et le fil rouge du Jacksonisme**、それからロベール・M・パレムの**アンリ・エーと器質力動論La modernité d'Henri Ey**（藤元登四郎訳「アンリ・エーと器質力動論」そうろん社、2004）の原稿は、刊行される以前に著者のご厚意で読むことができた。

本書を締めくくるにあたって、アンリ・エー財団の企画の通知にあるアルチュール・タトシアンを引用させていただきたい。《アンリ・エーは様々な学派を越えて、この50年の間に、フランスの精神科医ばかりではなく、外国の仲間たち、特にスペイン語圏やドイツなどの仲間たちに対して、フランス精神医学を具現させた。彼は、それを具現させるとともに、科学的重要性と同様に制度的独創性においても前進させたのであった》。

文献

1 - KOUPERNIK C. - Henri Ey ou la psychiatrie unifiée, *Concours médical*, 7-1-1978.
2 - ROURE J. L.- De l'intérêt de la théorie organo-dynamique de Henri Ey dans la pratique psychiatrique. Mémoire de fin de CES soutenu le 15.2.1978 à la Faculté de médecine de Paris VI. UER Hôtel-Dieu-Broussais.
3 - LABOUCARIE J. - DURAND Ch. - BLANC C.J. et KAMMERER Th. - Henri Ey (1900-1977). Plurisciences, Universalis, Flammarion, 1978.
4 - GRIGNON J. - *Expérience mystique et hallucinations* La différence entre l'Expérience mystique et l'Hallucination à la lumière des œuvres de Saint Jean de la Croix et Henri Ey), T.III, Louvain, 1994.
5 - *Spécificité de la psychiatrie*, Masson, Paris, 1980.
6 - ROUDINESCO E. - *La bataille de cent ans. Histoire de la psychanalyse en France*. T. I. Ramsey, Paris, 1982, T.II (1925-1985), Le Seuil, Paris, 1986.
7 - ROUDINESCO E. et PLON M. - *Dictionnaire de la psychanalyse*, Fayard, Paris, 1997.
8 - POROT A. - *Manuel alphabétique de psychiatrie clinique et thérapeutique, 7e éd.*, PUF, Paris, 1996.
9 - PICHOT P. -*Un siècle de psychiatrie,* 2e éd., Les Empêcheurs de penser en rond, Le Plessis-Robinson, 1996.
10 - EY H. - J.E.D. Esquirol in Kolle K. : Grosse Nervenartze, T. II, Stuttgart : Georg Thieme, 1959.
11 - EY H. - *Esquisse d'une conception organo-dynamique de la structure, de la nosographie et de l'étiopathogénie des maladies mentales* in Gruhle H.W., Jung R., Mayer-Gross W., Muller M. (Ed) Psychiatrie der Gegenwart, Forschung und Praxis, Vol. 1/2, Springer, Berlin, 1963.

12 - POSTEL. J. et QUETEL Cl. - *Nouvelle histoire de la psychiatrie*, Privat, Toulouse, 1983.
13 - CLERVOY P. - Henri Ey. Cinquante ans de lumière en psychiatrie, Thèse, Bordeaux, 1984.
14 - BELZEAUX P. - Henri Ey, historien des idées sur les hallucinations, *Psychiatries*, 79, 1987/4, 13-31.
15 - PALEM R.M. - Influence de Henri Ey. Interview par J. Grignon, *Psychiatries*, 79, 1987/4, 5-12.
16 - ALBERNHE Th. et ROUX J. - *La pensée de Henri Ey*. Ed. Médicales, Spécia, 1990.
17 - TRILLAT E. - Inauguration de l'hôpital Henri Ey à Bonneval, 14 Nov. 1979, *Evol. Psych.*, 45, 1, 1980 (7-15).
18 - ECCLES J.C. - *Comment la conscience contrôle le cerveau*, trad. franç. de 《How the Self Controls Its Brain (1994)》. Fayard, Paris, 1992.
19 - POULMARC'H Ch. - Aspect de la recherche de la cause et du sens dans la clinique et la psychopathologie des psychoses. Mémoire de C.E.S., Bordeaux II, 1991.
20 - BLANC Cl. J et BIRENBAUM J. - Henri Ey, théoricien de la conscience. Actualité d'une œuvre historique, *Psych.*, 1, 96, 33-46.
21 - EY H. - *Schizophrénie. Etudes cliniques et psychopathologiques.* Préface J. Garrabé. Les Empêcheurs de penser en rond, Le Plessis-Robinson, 199. 秋元波留夫監修、藤元登四郎訳「統合失調症・臨床的精神病理学的研究」創造出版、2007。
22 - BERRIOS G.E. et FUENTENEBRO DE DIEGO F. - *Delirio*, Trotta, Madrid, 1996.
23 - BERRIOS G. E. - *The History of Mental* Symptoms, Cambridge University Press, Cambridge, 1996.
24 - EVANS Ph. - Henri Ey's Concepts of the Organisation of Consciousness and its Disorganization : An Extension of Jacksonian Theory, *Brain*, 95, 2, 1972, 413-440.

あとがき

藤元登四郎

　本書は、Jean Garrabé 著 Henri Ey et la pensée psychiatrique contemporaine. LES EMPÊCHEURS DE PENSER EN ROND,1997 の翻訳である。小冊子ではあるが、アンリ・エーの全貌がまとめられているので、「アンリ・エー入門－エーと現代の精神医学思想」という邦題にした。これまで、日本ではアンリ・エーの多くの著作が翻訳されてきたが、それらがアンリ・エーという巨人の業績の中でどのような位置にあるのか、必ずしもはっきりしなかった。本書は、エーの著作のオリエンテーションを可能とするので、エーの愛読者には必読の書であろう。実際、フランスでも次のように高く評価された。

　「この博覧強記の思想を学術的に非常に正確に紹介した」(P. Juillet：アナル・メディコ・プシコロジック、5、1998、360頁）。

　「現代の精神医学は理論を欠いている。このことを歓迎して、失理論 a-théoriqueを望んでいる者もいる。フランシス・ベーコンは、悪い理論でも理論がないよりもましであるといっている．．．ギャラベは、偉大なエーのオラトリオを再び取り上げて、現在のコンテクストとして再生させ、教育的なやり方で本書を書きあげた」（C. Koupernik：アナル・メディコ・プシコロジック、6、1998、429-430頁）。

　本書は、2002 年に横浜で開催された世界精神医学会の会場で、ギャラベ先生自ら、故秋元波留夫先生と私に 1 冊ずつプレゼントしていただいた。ギャラベ先生が秋元先生に会われたことに感激し、最敬礼された姿が昨日のように思い起こされる。このように、ギャラベ先生は先輩を敬い、礼節を重んじる人である。このことは巻頭の日本版の序文や、アナル・メディコ・プシコロジック誌の伝記事典シリーズを読まれるとご理解いただけるだろう。本書は、秋元先生も非常に感心され私に翻訳を勧められたが、つい遅くなってしまった。こういういきさつで、

あとがき

　この翻訳は故秋元波留夫先生に捧げるものである。秋元先生、やっと宿題の1つが終わりました。

　ジャン・ギャラベ先生は、アンリ・エーの高弟で、フランス精神病理学の第一人者であり、現在「アンリ・エー協会財団」の会長である。なお、「アンリ・エー協会財団 l'Association pour la Fondation Henri Ey（APLFHEY）」は、エーの出身地であるペルピニャンにあり、アンリ・エー手帳 Les Cahiers Henri Ey 誌を刊行するとともに、エーの著作を復刊するなど現在も盛んに活動している。また、ギャラベ先生はレヴォリューション・プシキアトリック学会会長（1998-2002）を務め、以来名誉会長として現在に至っている。メディコ・プシコロジック学会理事長（2000）、病院名誉精神科医 psychiatre honoraire des hôpitaux および世界精神医学会の名誉会員である。

　ギャラベ先生は、精神保健の最高機関であるイヴリーヌ県のラ・ヴァリエールのマルセル‐リヴィエール研究所 Institut Marcel Rivière-MGEN ASS において、コーディネーター医師であった。なお MGEN ASS は、MUTUELLE GENERAL DE L'EDUCATION NATIONAL ACTION SANITAIRE ET SOCIAL（保健衛生・社会国家活動教育統括共済組合）の略称で、精神保健センターと精神病院から構成され、精神病理学研究も行っている。なおイヴリーヌ県はパリの西方、セーヌ左岸に位置し、県庁所在地はヴェルサイユである。

　ギャラベ先生の業績は本文の最後に掲載するが、その中のいくつかを紹介しておこう。本書でも解説されているように、アンリ・エーの「精神医学マニュエル」（48）はフランスでは現在でも愛読され、すでに第6版が出版されている。その2010年版にはギャラベ先生の序文がある。また先生は、エーの論文集「統合失調症　臨床的精神病理学的研究」（1996、邦訳2007）（16）も編纂し、先生の序文が付いている。

　私が、最初に読んだ先生の本は「精神医学の概念」（1977）（1）であった。これは、1977年にリモージュで開催されたフランス語精神神経学会で発表されて、高く評価されたものである。私はこの本を読んでギャラベ先生に注目し、レヴォリューション・プシキアトリック誌やメディコ・プシコロジック誌などに掲載された先生の論文はほとんど目を通してきた。先生は、博覧強記であるので、これ

らの論文は内容が濃く、総合するとフランス精神医学の全貌が浮かび上がってくる。

1992年に、ガエタン・ガティアン・ド・クレランボーの「精神自動症」(10)が再刊され、そこに掲載されているギャラベ先生の序文は秋元波留夫先生が感心され、私に翻訳するよう指名された。訳文も完成していたが、一歩早く、他のグループが「精神自動症」を翻訳してしまったので、秋元先生は出版を断念された。この優れた序文だけはチャンスがあれば紹介したいものである。また同年、ギャラベ先生の精神医学的、哲学的著作「統合失調症の歴史」(11)が上梓された。本書は評判がよく、2003年に「統合失調症　1世紀を理解する」(25)の題で再発行された。ギャラベ先生はスペイン語も達者で、英文の「スペイン精神医学論文集」(2001)(19)の編集に参加している。また、ギャラベ先生の編集した英語の「フランス精神医学論文集」(1999)(18)は、手軽にフランス精神医学に接することができる。

2006年には、精神医学の用語集である「精神医学を理解するための100語」(35)が刊行された。このスキゾフレニーの項目では、スキゾフレニーという用語を変更すべきであることが述べてあり、日本の例が引いてある。日本では、精神分裂病schizophrénieという用語があまりにも正真正銘の精神の破壊を想起させすぎるので、統合失調症trouble de l'intégration mentalに変更されたとある。

このようにギャラベ先生は大の親日家で日本文化についても造詣が深く、日仏医学会講演で講演した「トリイ」(1984)(3)がある。また、精神病理学的観点から、芸術についても多くの論文がある。私が2004年11月にパリを訪問した際にも、レザールで開催されたL'art bruteに案内してもらった。最近の論文では、2008年の「マルティアリス、あるいはピエール・ジャネとレーモン・ルーセル」(38)は、ジャネとその患者であった天才作家ルーセルとの関係を検討している。これは、先生の精神病理学的研究において、1979年の「シュール・プシキアトリー宣言序説」(2)以来、シュールリアリズムに関する系列に属するものである。2004年「ダリ、ラカン、およびパラノイア　1930-1976」(27)と2005年の「クレランボー、ダリ、ラカン、およびパラノイアの解釈」(29)も、妄想(デリール)について精神科医とシュールレアリストとの間の議論を論じたもので、非常に興味深かった。

本書は、エーの思想の出発点となる「幻覚と妄想(デリール)」に始まる（第Ⅰ章）。ヒューリングス・ジャクソンの思想に出会って器質力動論が誕生する（第Ⅱ章）。器質

あとがき

力動論が、意識の構造解体の様式の研究に基づいて、急性精神病に適用され、意識野の病理学と人格の病理学の差異が述べられる（第III章）。意識野の現象学的病理学的研究に基づいて、心的組織体 l'organisme psychique の概念が提唱される。意識はそれが「含む」無意識との関係でしか記述され得ない（第IV章）。器質力動論に基づいて、慢性妄想病と統合失調症の差異や陰性症状と陽性症状が解説される。（第V章）。フロイトの精神分析が読み直され、精神分析は精神医学の統合された一部であるとされる（第VI章）。エーは、反精神医学に対して、他の精神医学者が沈黙を守ったのに対して、反反精神医学を唱え、堂々と対峙した稀な精神科医である。精神科医の立場からミシェル・フーコーの「狂気の歴史」と対決し、精神医学の起源はルネサンスにあるとする。（第VII章）。エーの最後の仕事は精神医学の起源をたどることであり、古代ギリシアから20世紀に至るまでの精神医学の思想を検討する。しかしエーは完成を待たず他界した（第VIII章）。終章では、現在のエーの評価が述べられている。

なお翻訳にあたって、schizophrénie はすべて統合失調症に統一した。しかし、精神医学史上、精神分裂病という用語がふさわしい場合もあるので、統合失調症とルビをふった。また、アンリ・エーの器質力動論では独特の用語が使用されているので、ここで重要な用語に関する翻訳を確認しておきたい。

dissociation 解離：第II章26頁、第III章53頁、第V章84頁を参照のこと。
organicisme 有機体論：第II章28頁の脚注を参照のこと。
vie psychique は一般に心的生活あるいは精神生活と訳されているが、エーの場合の翻訳は難しい。実際、vie には生命、生、一生、生涯、人生、生活、生活費、実生活、生気などの様々な意味がある。エーの器質力動論では心理学的生活と生命は一体化しているので、心的生活生命と直訳し、心的生活生命とルビをふった。vie de relation についても同様に関係生活生命と訳出した。

L'Admission ラドミッション（入院許可部門）（46頁）：キャラベ先生によれば、パリの1838年の法律に基づいて、サン・タンヌ病院に1867年に創設された部門のことである。そこでは、入院患者を受付けて、周囲の県にある精神病院に紹介した。その最初の教授はヴァランタン・マニャン Valentin Magnan（1835-1916）であり、そこで臨床教育を行い、多くの弟子を育てた。そのためにマニャンは、入院許可の師の学派 l'école du maître de l'admission と呼ばれている。

Psychogénèse　精神発達については第Ⅴ章93頁と第Ⅵ章113頁を参照のこと。
（プシコジェネーズ）

　ジャン・ギャラベ先生には、本書の翻訳が終わったことを報告すると大変喜んでいただいた。また、私の理解できない部分を質問するとすぐにご回答いただいた。そのとき、日本語版の「序文」をお願いすると送っていただいた。ギャラベ先生のご厚意に心より御礼申しあげる。故秋元波留夫先生に重ねて感謝を捧げたい。また翻訳のご指導をいただいた樋渡英伍先生、校正と索引の作成にご協力をいただいた藤井和子さん、および創造出版の吉村知子編集長に心から感謝申し上げる。

Jean Garrabé業績集

1. Garrabé, J., 1977. Le concept de psychose. Masson, Paris.
2. Garrabé, J., 1979. Prolégomènes à un manifeste de la surpsychiatrie. L'Évolution Psychiatrique 44, 5-27.
3. Garrabé, J., 1984. Torii. L'Évolution Psychiatrique 49, 1, 71-83.
4. Garrabé, J., 1985. Données cardinales de la clinique psychiatrique. L'Évolution Psychiatrique 50, 3, 627-643.
5. Garrabé, J., 1987. Anatomie d'un diagnostic à la mode: les "panic-attacks". L'Évolution Psychiatrique 52, 1, 163-174.
6. Garrabé, J., 1989. Charles Brisset (1914-1989). Nécrologie. L'Évolution Psychiatrique 54, 2, 441-442.
7. Garrabé, J., Triantafyllou, M., 1990. Les délires et la temps. L'Évolution Psychiatrique 55, 2, 359-376.
8. Garrabé, J., 1991. Gaston Ferdière (1907-1990) La nuit qui marche sur la nuit. L'Évolution Psychiatrique 56, 4, 683-684.
9. Garrabé, J., 1992. Paul SIVADON (1907-1992). L'Évolution Psychiatrique 57, 4, 701-703.
10. Garrabé, J., 1992. Préface. 9-31, In Gaëtan Gatian de Clérambault, L'automatisme mental. Les Empêcheurs de Penser en Rond, Paris.
11. Garrabé, J., 1992. Histoire de la schizophrénie. Seghers, Paris.
12. Garrabé, J., 1993. La Place de la psychanalyse dans 《La psychiatrie clinique du praticien》 58, 4, 673-680.
13. Garrabé, J., 1995. Sabina Spielrein: la naissance de la schizophrénie (1906-1912). L'Évolution Psychiatrique 60, 1, 37-53.
14. Garrabé, J., 1996. D'Azam au DSM-IV ou de la double conscience au trouble dissociatif de l'identité. L'Évolution Psychiatrique 61, 2, 295-308.
15. Garrabé, J., 1996. Note historique sur l'héboïdophrénie. L'Évolution Psychiatrique 61, 1, 75-85.

あとがき

16. Garrabé, J., 1996. Introduction. 9-27, In Henri Ey. Etudes Cliniques Schizophrénie et Psychopathologie Clinique. Les Empêcheurs de Penser en Rond, Paris. （秋元波留夫監修、藤元登四郎訳「統合失調症　臨床的精神病理学的研究」創造出版、2007）。
17. Garrabé, J., 1999. La taxinomie actuelle des troubles dissociatifs. L'Évolution Psychiatrique 64, 4, 717-726.
18. Cousin F.-R., Garrabé J., Morozov D., 1999 Anthology of French Language Psychiatric Texts. Les Empêcheurs de penser en rond, Paris.
19. López-Ibor J.J., Carbonell, C., Garrabé. J. 2001. Anthology of Spanish Psychiatric Texts. World Psychiatric Association.
20. Garrabé, J., 2001. Charles Durand (1910-2001). L'Évolution Psychiatrique 66, 2, 529-530.
21. Garrabé, J., 2002. La psychiatrie et la méthode psychopathologique (1902-1952). Psychiatry and psychopathology (1902-1952). Annales Médico Psychologiques 160, 10, 746-751.
22. Garrabé, J., 2002. La dimension culturelle des classifications des maladies mentales. Annales Médico Psychologiques 160, 3, 253-256.
23. Garrabé, J., 2003. Histoires de psychiatries. Hommage à Jacques Postel.《L'examen des esprits》de Juan Huarte (de San Juan).《L'examen des esprits》by Juan Huarte (of San Juan). L'Évolution Psychiatrique 68, 1, 7-16.
24. Garrabé, J., Cousin, R., 2003. Jack l'Éventreur a-t-il décrit l'anorexie mentale? Did Jack the Ripper describe anorexia nervosa? Annales Médico Psychologiques 161, 3, 244-248.
25. Garrabé, J., 2003. La Schizophrénie un siècle pour comprendre. Les Empêcheurs de penser en rond, Paris.
26. Garrabé, J., 2004. Dictionnaire biographique de psychiatrie par des members de la Société Médico-Psychologique. Jacques Lacan (1901-1981). Annales Médico Psychologiques 162, 5, 418-419.
27. Garrabé, J., Wasersztrum, S., 2004. Dali, Lacan et la Paranoïa 1930-1976. Les Cahiers Henri Ey. Cahiers de l'Association pour la Fondation Henri Ey, Paris, pp. 81-91.
28. Garrabé, J., 2005. Dictionnaire biographique de psychiatrie par des membres de la Société Médico-Psychologique. Jules Cotard (1840-1889). Annales Médico Psychologiques 163, 1, 95-96.
29. Garrabé, J., 2005. Clérambault, Dali, Lacan et l'interprétation paranoïaque. Clérambault, Dali, Lacan and the paranoiac interprétation. Annales Médico Psychologiques 163, 3-4, 360-363.
30. Garrabé, J., 2005. Dictionnaire biographique de psychiatrie par des membres de la Société Médico-Psychologique. Hervey de Saint-Denys (1822-1892). Annales Médico Psychologiques 163, 8, 716-717.
31. Garrabé, J., 2005. Analyse de livres. Annales Médico Psychologiques 163, 7, 615-617.
32. Garrabé, J., 2005. Séméiotique de l'aliénation mentale. The semiotics of mental alienation. L'Évolution Psychiatrique 70, 2, 249-259.
33. Pinel, P., 2005. Traité Médico-Philosophique Sur L'aliénation Mentale. Seconde édition entièrement refondue et très augmentée (1809). In:Garrabé, J., Weiner, D.B., Les Empêcheurs de penser en rond, Paris, pp. 7-60.

34. Garrabé, J., 2006. Dictionnaire biographique. Henri-Frédéric Ellenderger (1905-1993). Annales Médico Psychologiques 164, 10, 877-880.
35. Garrabé, J., 2006. 100mots Pour comprendre la Psychiatrie. In:Jacob, R., Les Empêcheurs de penser en rond, Paris.
36. Garrabé, J., 2006. Paul Ricœur (1913-2005). L'Évolution Psychiatrique 71, 1, 134-136.
37. Garrabé, J., 2007. Henri Ey (1900-1977). Dictionnaire biographique. Annales Médico Psychologiques 165, 1, 74-77.
38. Garrabé, J., 2008. Martial, ou Pierre Janet et Raymond Roussel. Martial, or Pierre Janet and Raymond Roussel. Annales Médico Psychologiques 166, 3, 225-231.
39. Garrabé, J., 2008. In memoriam. Jacques Schotte (1928-2007). L'Évolution Psychiatrique 73, 3, 165-167.
40. Garrabé, J., 2008. À propos de Johann Christian Reil (1769-1813). Rhapsodieen über die Anwendung der psychischen. Curmethode auf Geisteszerrüttungen (1813) À propos de... 《Rhapsodies sur l'emploi d'une méthode de cure psychique dans les dérangements de l'esprit》 traduit en français par Marc Géraud. L'Évolution Psychiatrique 73, 2, 418-427.
41. Garrabé, J., 2008. In memoriam. Cyrille Koupernik (1917-2008). L'Évolution Psychiatrique 73, 2, 438-441.
42. Garrabé, J., 2008. In memoriam. Jean Talairach (1911-2007). L'Évolution Psychiatrique 73, 3, 160-164.
43. Garrabé, J., 2008. À propos de...Philosophie et psychanalyse. À propos de...Autour de la psychanalyse. Écrits et conférences, T. 1 de Paul Ricœur. L'Évolution Psychiatrique 73, 4, 707-712.
44. Garrabé, J., 2009. Dictionnaire biographique. Philippe Pinel (1745-1826) (suite). Annales Médico Psychologiques 167, 2, 167-170.
45. Garrabé, J., 2009. Dictionnaire biographique. Philippe Pinel (1745-1826). Annales Médico Psychologiques 167, 1, 93-98.
46. Garrabé, J., 2010. In memoriam. Léonard Singer (1922-2009). L'Évolution Psychiatrique 75, 1, 195-197.
47. Garrabé, J., 2010. À propos de... Évocation de ce temps où naissait l'Évolution psychiatrique. À propos de... 《Eugène Minkowski 1885-1972 et Françoise Minkowska 1882-1950》 de Jeannine Pilliard-Minkowski. L'Évolution Psychiatrique 75, 3, 509-513.
48. Garrabé, J., 2010. Preface. In: Henri, Ey, H., Bernard, P., Brisset, C.H. (Eds)., Manuel de Psychiatrie sixième édition revue et corrigée, Elsevier Masson, Paris, pp. V-VIII.

さくいん

● 事　項 ●

あ

阿呆船　Sultifera Navis　79, 156
アメンチア　amentia　18, 160
アルシーヴ・スイス・ド・ノイロロジー・エ・ド・プシキアトリー　Archives Suisses de Neurologie et de Psychiatrie　24
アルシーヴ・ド・プシコロジー　Archives de Psychologie　103
アレクサンドリア学派　l'école d'Alexandrie　153
アングロサクソン学派　l'école anglosaxonne　124

い

医学史における精神医学の歴史　Histoire de la psychiatrie dans l'histoire de la médecine　7, 121, 127, 137, 142, 165, 173
医学の誕生　Naissance de la médecine　7, 131, 138, 143, 147, 150
生きている組織の崩壊　décomposition d'une organisation vivante　131
生きられる時間　temps vécu　16, 43, 55, 62
生きられる夢幻様せん妄形　formes oniroïdes de vécu　52
意識的になる　devenir conscient　39, 61, 64, 71, 72, 74, 76
意識変容　conscience altérée　54
意識野　champ de la conscience　39, 45, 63, 66, 69, 72, 74, 77, 94, 170, 172
意識野の構造解体　destructuration du champ de la conscience　17, 66
意識野の病理　pathologie du champ de la conscience　40, 45
意志の哲学（有限性と罪悪感）　Philosophie de la Volonté (Finitude et Culpabilité)　157
一次性症状　symptômes primaires　15, 40, 93
一次性徴候　signe primaire　26, 87-90
一次性妄想体験　expériences délirantes primaires　46, 50, 51, 52, 95
一次性妄想知覚　perceptions délirantes primaires　50
イデーンⅠ　Ideen I　63
意味作用　signification　77, 110
陰性機能　fonction de négativité　73
陰性構造　structure négative　74, 95
陰性障害　trouble négatif　39
陰性徴候　signes négatif　34, 93, 99
インド大麻　chanvre indien　13

う

ヴェザニー性精神病　psychoses vésaniques　95
ヴェザニー性組織化　organisations vésaniques　66, 74, 79, 94
ウバタマ　Peyotl　12, 13

え

エイズ　AIDS　88
エイドリー　Eidolies　12, 18, 110
エクリ　Ecrits　19, 61, 70, 76, 78, 95, 116
エゴ　Ego　124
エス　Ça　39, 72, 75, 155
S症候群　syndrome S.　16
エチュード　Etudes　13, 15, 23, 25, 43, 44, 46, 47, 58, 61, 66, 67, 77, 83, 88, 106-108, 137-139
エピクロス学派　épicuriens　153
エラン・ヴィタル　élan vital　86
L.S.D.　125

お

大文字の妄想　Délire　98
オルメ　Hormé　33

か

下意識　subconscient　14, 15, 26
解離　dissociation　26, 53, 84,

183

解離性障害　troubles dissociatifs　20
科学的精神医学　science psychiatrique　132, 134, 146, 165
科学認識論的革命　révolution épistémologique　7, 155, 158
科学認識論的障害　obstacles épistémologiques　128, 131, 149, 152, 156
化学療法　chimiothérapie　120
カタスタシス　Katastasis　149, 150
葛藤　conflit　71, 74, 128
感覚障害　trouble sensoriel　16
感覚性幻覚　hallucinations sensorielle　13, 14
関係生活生命　vie de relation　30, 122, 132, 160
間欠型の急性錯乱　bouffées délirantes à type intermittent　47
感情性意識障害　troubles affectifs de la conscience　54

き

機械論モデル　modèle mécaniciste　14
器官発生　organogenèse　132
器質性　organicité　87, 89, 132
器質力動論　organo-dynamisme　8, 13-15, 17-19, 23, 30-32, 35, 36, 39, 40, 83, 91-93, 120, 127, 165, 166, 167, 170, 173
器質臨床的乖離　écart organoclinique　38, 132
器質論者　organicistes　88, 89, 91
偽精神医学　fausse psychiatrie　128
機能的階層性　hiérarchie des fonctions　99
擬分類　pseudo-classification　133
逆転移精神病　psychose de contre-transfert　51
客観的精神医学　psychiatrie objectivante　119
急性一次性狂気　acute primäre Verrücktheit　45, 50
急性幻覚　bouffées hallucinatoires　54, 55
急性幻覚精神病　psychoses hallucinatoires aiguës　55
急性錯乱　bouffées délirantes　46-48, 54, 55, 58
急性精神病　psychoses aiguës　8, 19, 40, 43-45, 50, 54, 57, 58, 66, 78, 94, 98
境界例　états-limites　133
狂気について　De la folie　140, 159
狂気の自然史　Histoire naturelle de la folie　79, 137
狂気の歴史　Histoire de la Folie　120, 121, 129, 142, 156
共時的構造　structure synchronique　39, 40, 66, 94
強迫神経症　névroses obsessionnelle　108

く

空想性精神病　psychoses fantastiques　41
空想妄想　délires fantastiques　95
偶発性症候群　syndromes épisodiques　45, 46
クニドス　Cnide　25, 137, 145

け

経験論　empirisme　62, 63, 117
形式的退行　régression formelle　18
形成される自我　personne se faisant　68
系統性精神病　psychoses systématisées　41
啓蒙の世紀　Siècle des Lumières　121, 122, 125, 134, 154
ゲシュタルト心理学　Gestaltpsychologie　28, 65, 141
欠損　déficit　26, 89, 92
幻覚概念の進歩　L'évolution des idées sur les hallucinations　12, 168
幻覚概論　Traité des hallucinations　7, 11, 12, 14, 16, 23, 24, 65, 66, 73, 76, 110, 125, 170, 171
幻覚剤　hallucinogènes　14, 125
幻覚症性　hallucinosique　12
幻覚症性エイドリーと妄想性幻覚　eidolies hallucinosiques et hallucinations délirantes　14
幻覚性構造　structure hallucinatoire　20
幻覚性二重化　dédoublement hallucinatoire　55, 56
幻覚と妄想　Hallucinations et Délire　7, 8, 17, 26, 38, 78, 86, 105, 137, 168, 173, 174
幻覚誘発剤　drogues hallucinogènes　12
幻覚誘発性　hallucinogène　51
幻覚誘発物質　substance psychédélique　125
言語学　linguistique　65, 104, 111
現実感消失　déréalisation　55
現実機能　fonctions du réel　25, 30, 73
現実原則　loi de la réalité　72, 73
現実超越　transactualité　62
現象学的野　champ phénoménologique　56
現象学入門　Einführung in die Phänomenologie　114
幻想　fantasmes　71, 110, 112
現存　Dasein　64, 68
建築学的モデル　modèle architectonique　28

こ

高次脳中枢　centres cérébraux supérieurs　37
向精神薬治療　thérapeutique des psychotropes　97
構造主義　structuralisme　16, 28, 62, 65, 103, 113
構造心理学　Strukturpsychologie　28
構造的円環　Le cycle de la structure　120
荒廃　Verblödung　85
国際疾患分類　Classification internationale des maladies　133
コス　Cos　25, 137, 145, 148
コス学派　l'école de Cos　25, 147, 149, 150
古代の医学史　l'Histoire de la médecine dans l'Antiquité　144
言葉と物　Mots et des choses　61, 152
今日の臨床におけるアンリ・エーに照らし合わせた意識の場所　La place de la conscience à la lumière de Henri Ey dans la clinique d'aujourd'hui　171
コンプレックス　complexe　17, 75, 110, 112
昏蒙　Benommenheit　53, 54

さ

最高次センター　highest centres　29
最初の精神医学革命　première révolution psychiatrique　140, 154, 155
錯乱 - 夢幻状態　états confuso-oniriques　40, 52, 58
錯覚　illusions　24, 37, 112

し

シーニュ　signe　77
自我あるいは自己の意識存在　Le Moi ou l'être conscient de soi　67
自我意識　conscience du Moi　40, 50, 51
自我意識　conscience du soi　51
自我心理学　Ego Psychology　68
自我の起源　genèse du Moi　67
自我の個体発生　ontogénèse du Moi　68, 72
時間的構造　structure temporelle　43, 52, 55, 58
磁気 - 催眠術　magnéto-hypnotisme　109
識別科学　sciences diacritiques　130
自己構築　autoconstruction　67
自己 - 組織化　auto-organisation　67
自然淘汰による種の起源　l'origine des espèces par voie de sélection naturelle　27, 29
自体愛　auto-érotisme　86
失語症　aphasies　29, 90
失精神医学　a-psychiatrie　123
実存的精神療法　psychothérapie existentielle　110
実存的分析　analyse existentielle　64
失調感情障害 295.70　Schizoaffective Disorder 295.70　43
嫉妬妄想　Eifersuchtswahn　44
疾病分類学的体系　systèmes nosographiques　133
失理論主義　athéorisme　117
失理論的　a-théorisme　43
自動機械　automate　32
自動症と自動症症候群に基づく精神病　Psychoses à base d'automatisme et syndrome d'automatisme　14
シニフィアン　signifian　40, 77, 95, 149
シニフィエ　signifié　77, 149
自罰性パラノイア　paranoïa d'auto-punition　92, 108
自閉症　autisme　54, 86, 98
自閉的思考　pensée autistique　89
自閉的世界　monde autistique　95
資本主義と統合失調症　Capitalisme et schizophrénie　34
ジャクソンの解体の原理　deuxième principe jacksonien　37
ジャネ主義　Janétisme　26
種　espèces　45, 94, 133, 150, 160
宗教改革　la Réforme　157
自由喪失　Freiheitverlust　126
自由の病理学　pathologie de la liberté　127, 134, 155
上位レベル　niveau supérieur　29, 36
象徴性　symbolisme　17, 113
情動性意識障害　Bewusstseinstörungen in Affekt　53
初発性精神錯乱　confusion mentale primitive　85
自律性　autonomie　68, 148
心因論者　psychogéniste　132
進化　évolution　29, 37, 95, 131
人格構造　structure de la personnalité　108
人格主義　personnalisme　28
人格主義的　personnaliste　68
人格の二重化　dédoublement de la personnalité

51
人格の病理　pathologie de la personnalité　45
人格の変形　déformation de la personnalité　39, 95
進化論　évolutionnisme　27
審級　instance　26, 68, 69, 71
神経学　neurologie　30, 34-36, 92
神経学と精神医学の関係　Rapports de la Neurologie et de la Psychiatrie　91
神経機能　fonctions nerveuses　24, 30
神経系の統合作用　The integrative action of the nervous system　31
神経弛緩薬　neuroleptiques　97-99, 113
神経症的自我　Moi névrotique　41
神経症と精神病の精神発達の問題　Le problème de la psychogénèse des névroses et des psychoses　113
神経精神医学の力動的構想へのジャクソンの原理の応用の試み　Essai d'application des principes de Jackson à une conception dynamique de la neuro-psyichiatrie　24, 35, 90
神経生物学　neurobiologie　32, 100, 104
神経生理学　neurophysiologie　23, 32, 73, 104
新ジャクソニスム　néo-jacksonisme　18, 30, 31, 90, 99, 139, 166, 173
深層心理学　psychologie des profondeurs　65, 110, 134
身体的無視と幻覚　Méconnaissances et hallucinations corporelles　54
身体論者　somatistes　88
診断統計マニュアル　Diagnostic and Statistical Manual　44
心的因果性　causalité psychique　78, 109, 111, 113, 132
心的空間性　spatialité psychique　16
心的現実　réalité psychique　133
心的身体　corps psychique　39-41, 94, 116, 132, 133, 143, 146
心的生活生命　vie psychique　44, 55, 95, 123, 132, 141, 168
心的装置　appareil psychique　72
心的組織　organisation psychique　19, 77
心的存在　être psychique　19, 39, 72, 73, 75-77, 134
心的有機体　organisme psychique　28, 72, 75, 94
神秘的体験　expérience mystique　12, 51

心理学的緊張低下　faiblesse de la tension psychologique　25
心理学的力と衰弱　force et la faiblesse psychologique　25
心理学の原理　Principes de psychologie　27, 29, 62
心理主義者　psychologistes　167
神話　mythe　79, 128, 129, 133, 152, 159

す

睡眠　sommeil　17, 23
睡眠と夢における意識解体　dissolution de la conscience dans le sommeil et le rêve　14, 66
睡眠-夢の現象　phénomène sommeil-rêve　131

せ

性格異常的自我　moi caractéropathique　41
性格学　caractérologie　67
生気論　vitalisme　148
生気論的　vitaliste　28, 33
精神医学概論　Traité de psychiatrie　78, 79, 83, 110
精神医学殺し　psychiatricides　105
精神医学序説　introduction à la psychiatrie　138
精神医学制度　institutions psychiatriques　123, 127
精神医学総論　Psychiatrie Générale　138
精神医学的治療　La thérapeutique psychiatrique　115, 128
精神医学と精神分析　Psychiatrie et psychanalyse　17, 105, 111-113, 116, 166
精神医学と反精神医学　Psychiatrie et antipsychiatrie　119
精神医学の新しい歴史　Nouvelle histoire de la psychiatrie　167
精神医学の1世紀　Un siècle de psychiatrie　120, 166
精神医学の七賢人　Pléiade psychiatrique　159
精神医学の自動症の概念　La notion d'automatisme en psychiatrie　171
精神医学の特異性　Spécificité de la psychiatrie　166
精神医学の防衛と実証（邦訳精神医学とは何か）Défense et illustration de la psychiatrie　115, 128
精神医学の方法と治療技術　Méthodes et

186

techniques thérapeutiques en psychiatrie 128
精神医学の歴史　Histoire de la psychiatrie 116, 126, 139, 142, 146, 154
精神医学マニュエル　Manuel de Psychiatrie 114-116, 142, 167, 170
精神医学臨床・治療概論　Traité de Psychiatrie clinique et thérapeutique 94, 109
精神異常発現薬　psychodysleptiques 125
精神現象　psychisme 31, 32, 57, 94, 104, 131
精神現象学　La phénoménologie de l'esprit 66, 73, 93
精神構造　structures psychiques 65
精神疾患の自然史　histoire naturelle de la maladies mentales 45, 127
精神疾患の分類と診断の手引き　Manuel diagnostique et statistique des troubles mentaux 11, 16, 117, 133
精神自動症　automatisme mental 14, 16, 76, 86, 93
精神自動症の急性状態　états aigus d'automatisme mental 55
精神生活　vie psychique 44, 50
精神生物学　psycho-biologie 89
精神的本性　nature morale 112
精神発達　psychogenèse 26, 92, 93, 108, 132
精神病性　psychotique 11
精神病的自我　Moi psychotique 41
精神病と神経症の精神発生　La psychogenèse des psychoses et des névroses 91
精神病に可能なあらゆる治療についての前提問題　D'une question préliminaire à tout traitement possible de la psychose 19, 95
精神病の神話　The myth of mental illness 124
精神病理学総論　Psychopathologie générale 44, 50
精神分析研究所　l'Institut de psychanalyse 114
精神分析の科学的・道徳的価値　Valeur scientifique et morale de la Psychanalyse 105
精神分析の技法　technique psychanalytique 108, 115
精神分析の動向　Le mouvement psychanalytique 115
精神変質　Dégénérescence mentale 45
精神薬理学　psychopharmacologie 23, 97, 113, 125, 126
精神力動モデル　modèle psychodynamique 14, 17
精神論学派　école psychiste 17, 141
精神論者　psychistes 88, 111
生物学主義　biologisme 113
生物学的精神医学　psychiatrie biologique 105, 113, 120
生物学的治療　traitements biologiques 120
生物類型学　biotypologie 67
世界内存在　L'être dans le monde 64
世界の精神医学　La psychiatrie dans le monde 139
世界百科事典　Encyclopedia Universalis 165
線型的　linéaires 14, 18
前ソクラテス哲学　philosophes présocratiques 153
先天性の脆弱性　faiblesse congénitale 47
譫妄状態　Délire-état 11

そ

躁うつ状態　états maniacodépressifs 54, 108
挿間性妄想　délires épisodiques 47
想像的現実性　réalité imaginaire 57
早発性痴呆　dementia praecox 83-85, 87, 88
早発性痴呆あるいはスキゾフレニー群　Dementia praecox oder Gruppe der Schizophrenien 83
早発性痴呆と統合失調症状態の今日的視点　Position actuelle de la démence précoce et des états schizophréniques 86
躁病　manie 40, 52, 55
躁病エピソード（F30）　épisode maniaque（F30）49
属　genres 45, 94, 95, 98, 133
存在と無　L'Etre le Néant 64

た

第1回世界精神医学会　Première congrès mondiale de psychiatrie 54, 93, 106, 107, 139
第1級症状　symptômes de premier rang 16
大監禁　grand enfermement 123, 156
体系妄想　délires systématisés 95, 108
退行　régression 18, 19, 36-38
対自存在　être pour soi 68, 74, 124
大麻　haschich 12, 23, 57
大麻と精神病　Du Haschisch et de l'aliénation mental 23

第6回ボンヌヴァル討論会　VIe colloque de Bonneval　61, 79, 114
多形性連続性妄想　délires en séries polymorphes　47, 48
多重化統一体　unitas multiplex　27, 131, 158
ダブル・バインド　double lien　124
単一性　unité　46
短期精神病性障害298.8　Brief Psychotic Disorder 298.8　43, 58

ち

知覚の現象学　Phénoménologie de la perception　55
父の名の排除　Forclusion du Nom du Père　95, 96
チュイール　Thuir　119, 168
中枢神経系　systéme nerveux central　31, 33, 133, 146, 167
中毒性幻覚　hallucinations toxiques　13
直感像素質　eidétisme　12
治療-型の異型　Variantes de la cure-type　95, 116

つ

追加的症候群　syndrome supplémentaire　47
通時的機能　fonction diachronique　74
通時的構造　structure diachronique　40, 68
通時的構造解体　déstructuration diachronique　74
通時的次元　ordre diachronique　39, 94

て

DSM-Ⅳ　11, 43, 44, 58
D・Pの心理学について　Uber die Psychologie der D.P.　84
ティマイオス　Timée　147, 153
哲学研究　Etudes philosophiques　111
癲狂院　asilaires　154
癲狂院　asiles　15, 45, 83, 123, 134, 141
癲狂院の医師　aliénistes　122
伝染性脳炎　épidémie d'encéphalite　13

と

同型性　isomorphisme　73, 151
統合失調感情性障害F 25　Troubles schizo-affectifs F25　43
統合失調症状を伴わない急性多形性精神病性障害 F.23.0　Trouble psychotique aigu polymorphe sans symptômes schizophré-niques F 23.0　48
統合失調症様障害295.40　Schizophreniform Disorder 295.40　43
道徳療法　traitement moral　129
突発妄想　délire d'emblée　47-49

な

内外科学百科事典　Encyclopédie Médico-Chirurgicale　79, 83, 94, 109, 115, 117, 122, 128, 139, 140, 172

に

二元論　dualisme　92, 120, 124, 129, 137, 152, 154
二元論的立場　position dualiste　32
二次性症状　symptôme secondaire　40, 87
二次性症状学　symptomatologie secondaire　87, 98
二次性徴候　signe secondaire　26, 87-90
二重解体の原理　principe de la double dissolution　38
20世紀の精神医学史　Histoire de la psychiatrie au xxe siècle　35
二人組精神病　Folie à deux　11
人間学的循環　cycle anthropologique　121
人間の科学　science de l'Homme　112, 152

ね

ネオ・ジャクソン主義　néo-jacksoniens　99

の

脳/意識　Brain/Consciousness　66
脳炎後遺症　séquelles post-encéphalitiques　58
脳局在　localisations cérébrales　29, 141
脳と精神　Brain and Mind　29
脳の病理解剖学的変化　modifications anatomo-pathologiques dans le cerveau　89
脳病理学　pathologie cérébrale　141, 160

は

排除　Verwerfung　95
梅毒性侵襲　syphilitic invasion　88
破壊本能　Destrudo　75
破瓜病　hébéphrénie　34
バグダード学派　écoles de Bagdad　153

さくいん

発生的階層化　génétique hiérarchisante　30
発生論的神経 - 生物学　neuro-biologie génétique　141
発達心理学　psychologie génétique　30, 38
発達の停止　arrêt de développement　45
パラノイア　paranoïa　19, 45, 50, 79, 85, 87, 92-95, 113
パリ精神分析協会　Société psychanalytique de Paris　104, 106
反幻覚　anti-hallucinatoire　19
犯罪学　criminologie　130
反社会　antisociété　124, 126
反精神医学　antipsychiatrie　8, 36, 105, 110, 119, 120, 122, 124-128, 140
反体制者　dissident　126
反反精神医学　anti-anti-psychiatrie　127
反理性　antiraison　124, 125

ひ

ひき裂かれた自己　Moi divisé　65
非器質性精神病性障害（F28）　autre trouble psychotique non organique　49
ビザンティウム学派　écoles de Byzance　153
ヒステリー神経症　névrose hystérique　20, 108
否性　négativité　73
否定　Verneinung　73
ヒポクラテス全集　Corpus hippocraticum　147, 149, 150, 152, 153
百年の戦い。フランスの精神分析の歴史　La bataille de cent ans. Histoire de la psychanalyse en France　166
ヒューマニズム　humanisme　150, 157
ビュルボカプミン　bulbocapmine　57
病気と罪　Maladie et culpabilité　146
病的現象　phénomène pathologique　131
非理性（的な）　Irrationnel　79, 125, 152, 155
非理性のカルト　culte de l'Irrationnel　125

ふ

不安　angoisse　41, 157, 158
不安神経症　névroses d'angoisse　108
フォン・エコノモ病　maladie de Von Economo　13
不調和性狂気　folies discordantes　85
物質と記憶　Matière et mémoire　63
プラーグのサークル　Cercle de Prague　111
フランス・フロイト派　France freudienne　113
フランス学派　les école française　45, 87, 94, 124
フランス精神分析協会　Société française de psychanalyse　114
フレニティス（脳炎、急性せん妄）　phrenitis　153
分解　dislocation　84
分解意識　conscience décomposée　53, 54
文化主義　culturalisme　119
分裂　schisis　87
分裂　scission　86
分裂　Spaltung　53, 84, 87

へ

ヘーゲル主義　hegelianisme　92
辺縁精神病　Randspsychosen　46, 49
変質　dégénérescence　47
変質精神病　psychoses dégénératives　45, 46
弁証法的理性批判　La critique de la raison dialectique　124
変容意識　veränderte Bewusstsein　53

ほ

法医学の問題　Questions médico-légales　160
ポスト・フロイト主義　post-freudisme　115, 116
ホルモン情性的　hormothymique　33, 34

ま

魔術的思考　pensée magique　144
魔女　Sorcière　156
魔女裁判　procès des sorcières　156
マニー　manie　153
慢性疾患　maladies chroniques　150
慢性精神病　psychose chronique　44, 45
慢性大精神病　grande psychose chronique　98
慢性妄想精神病　psychoses délirantes chroniques　19, 79, 83, 87, 92-94, 139
慢性妄想病　Délires chroniques　11, 17, 19, 43, 47-49, 52, 58, 78, 83, 84, 94, 95, 98, 100, 113, 167

み

未完成性　inachèvement　52

189

む

無意識あるいは人格の非-我　l'Inconscient ou le non-moi de la personne　70
無意識と精神病理学の問題　problème de l'inconscient et de la psychopathologie　70
無意識になること　devenir conscient　76
無意識の位置　Position de l'inconscient　70
無意識の発見　La découverte de l'inconscient　116
無意識は言語のように構造化されている　l'Inconscient est structuré comme un langage　76
夢幻様　oniroïde　40
夢幻様せん妄状態　états oniroïdes　45
夢幻様せん妄性意識　conscience oniroïde　56
夢幻様せん妄体験　expériences oniroïdes　55
夢幻様せん妄妄想　délirantes oniroïdes　47

め

メスカリン　mescaline　13, 57, 94, 97
メランコリー　mélancolie　40, 52, 55, 153, 159

も

妄想観念　idée délirante　11, 16, 47-49
妄想観念　Wahnideen　50
妄想観念形成　idéation délirante　11,16
妄想性幻覚　hallucinations délirantes　14, 17
妄想性障害　Delusional Disorder　11, 44
妄想性障害297.1　delusional disorders 297.1　43
妄想精神病　psychoses délirantes　11, 89
妄想体験　expérience délirante　17, 40, 45, 54
妄想的直観　intuitions délirantes　50
妄想表象　représentation délirantes　50
妄想を主とする他の急性精神病性障害　autres troubles psychotiques aigus, essentiellement délirants》F.23.3　49

ゆ

有機体論　organicisme　28
ユマニスト　humanistes　158
夢　rêve　13, 14, 17, 18, 23, 46, 71, 103, 112, 125, 145, 155, 157, 161
夢解釈　Die Traumdeutung　103
夢と実存　Le rêve et l'existence　120
夢理論のメタ心理学的補足　Metapsychologische Ergänzung zur Traumlehre　18

よ

陽性構造　structure positive　73, 74, 95
陽性症状　symptômes positifs　37, 39, 52, 90, 99, 100
陽性徴候　signe positif　34, 99
陽性と陰性　positif et négatif　72, 99
陽性部分　part positive　89
抑制的　inhibitrice　73
欲動と無意識　Les pulsions et l'inconscient　69
欲望する諸機械　machines désirantes　34

ら

ラディカル精神医学　Radical psychiatry　126

り

力動的人格心理学　personnologie dynamiste　68
離人症　dépersonnalisation　40, 51, 54-56, 71
離人体験　l'expérience de dépersonnalisation　55
理性と暴力　Raison et violence　124
理性の欠如　Déraison　105, 121, 155
リビドー　libido　18, 75, 108
流行性脳炎　encéphalite épidémique　57
流行性フォン・エコノモ脳炎　encéphalite épidémique de Von Economo　87
臨床医学の誕生　La naissance de la clinique　133, 151
臨床精神医学と治療概論　Traité de psychiatrie clinique et thérapeutique　139, 142
倫理学　éthique　8, 55

ろ

ロマン主義　romantique　17, 88, 109, 111, 134

●人　名●

ア

アヴィセンヌ　Avicennes　153
アヴェロエス　Averroes　153
アウルキアヌス C.　Aurchianus C.　153
アグリッパ C.　Aggripa C.　155
アジュリアゲラ J.de　Ajuriaguerra J.de　54, 66, 91
アスクレピアデス　Asclépiade　153
アドリアン　Adrian　31
アナキシメーヌ　Anaximène　145
アナクサゴラス　Anaxagore　145
アナクシマンドロス　Anaximandre　145
アブラハム K.　Abraham K.　108, 109
アリエッティ S.　Arietti S.　96
アリストテレス　Aristote　32, 153, 154
アルキゲネス　Archigène　153
アルベルヌ T.　Albernhe T.　169, 170
アレクサンダー F.　Alexander F.　107, 159
アレクサンドル七世　Alexandre VII　160
アレクス D.　Allaix D.　57
アレテウス　Arétée　153
アレン D.F.　Allen D.F.　119
アロンゾ-フェルナンデス F.　Alonso-Fernandes F.　142
アンジュルギュ R.　Angelergues R.　70
アンドリーセン N.C.　Andreasen N.C.　99

イ

イドラー C.W.　Ideler C.W.　111
イドラー K.　Ideler K.　51
イポリット J.　Hyppolite Jean.　93

ウ

ヴァイツゼッカー　Weizacker　120, 121
ヴァーレンス　Waelhens　71, 114, 126
ヴィヴ J.L.　Vives J.L.　154, 157
ヴィヤール A.　Viallard A.　83, 87
ウィルシュ J.　Wirsch J.　96
ウェーバー M.　Weber M.　156
ウェストファル　Westphal　50
ヴェラ　Vera　93

ヴェルドー J.　Verdeaux J.　120
ウェルニッケ　Wernicke　90
ヴォルフ　Wolf　157

エ

エヴァンス　Evans　173
エーデルマン G.M.　Edelman G.M.　67, 172
エカン H.　Hécaen H.　54, 91, 141
エクルス J.　Eccle J.　172
エスキロール　Esquirol　12, 167
エスナール A.　Hesnard A.　104, 166
エッシェンメイヤー A.　Eschenmayer A.　111
エラシストラトス　Erassistrate　153
エラスムス　Erasme　157
エルレンベルガー H.　Ellenberger H.　17, 116, 142
エンペドクレス　Empédocle　67, 146

オ

オディエ C.　Odier C.　109
オディエ M.　Odier M.　109
オディジオ M.　Audisio M.　37

カ

カールソン A.　Carlsson A.　97
カバレリロス-ゴアス　Cabaleiros-Goas　142
カメレ T.　Kammerer T.　165
カルス C.G.　Carus C.G.　17, 111
カルゾー I.A.　Caruso I. A.　110
カルダーノ G.　Cardano G.　159
カルメイユ　Calmeil　140, 156, 159
ガレノス　Galien　153, 154, 159
カント　Kant　55

キ

キケロ　Cicéron　154
キャバニス　Cabanis　120
キューズ N. de　Cuse N. de　157
キュルケゴール　Kierkegaard　157
ギロー P.　Guiraud P.　33, 34, 70, 84, 86, 91, 93, 103, 104, 138, 141

ク

クゥエテル C. Quétel C. 167
クーパー D. Cooper D. 119, 123, 124, 142
クーン R. Kuhn R. 97
グッデン Gudden 32
クペルニク C. Koupernik C. 165
クライスト K. Kleist K. 46, 49
クライン M. Klein M. 106, 108
グリーン A. Green A. 69-72
クリスチアン J. Christian J. 85
クリック F. Crick F. 67, 172
グリニョン J. Grignon J. 7, 12, 51, 165, 169
クリューガー F. Krüger F. 27
グルーレ Gruhle 93, 94, 167
グルストヴィッシュ Gurstwisch 65
グルメック M.D. Grmek M.D. 138
クレッチマー E. Kretschmer E. 28
クレペリン E. Kraepelin E. 44, 83-87, 94, 111
クレランボー G. de Clérambault G. de 14-16, 76, 91, 93, 108,167, 171
クレルヴォワ P. Clervoy P. 168, 171
クロード H. Claude H. 12, 86, 87, 104, 167
クロトン Crotone 145
クンデラ Kundera 74

ケ

ゲーテ Goethe 17, 111
ケーラー W. Köhler W. 167
ケクラン P. Koechlin P. 166
ケルシー P. Quercy P. 12, 13
ケルスス Celse 148, 153
ゲルプ Gelb 92

コ

ゴールドシュタイン K. Goldstein K. 28, 92
コジェーヴ A. Kojve A. 93
ゴッテスマン I.I. Gottesman I.I. 87, 88
ゴティエ T. Gautier T. 57
コフカ K. Kafka K. 167
コラー Kolher 73
コレ Kolle 167
コンディヤック Condillac 151
コンラッド K. Conrad K. 28

サ

サウリ J.J. Sauri J.J. 142
ザス T. Szasz T. 129
ザッキアス P. Zacchias P. 121, 160
サルトル J.P. Sartre J.P. 56, 57, 64, 68, 73, 74, 119, 124, 126, 158

シ

シェイクスピア Shakespeare 121
ジェームズ W. James W. 62
ジェニル-ペラン Genil-Perrin 160
ジェラール M. Géraud M. 84
シェリング Schelling 111
シェリントン Ch. Sherrington Ch. 31, 32, 73, 159, 167
シェンク J. Schenk J. 159
シオンピ L. Ciompi L. 98
ジャクソン H. Jackson H. 8 14, 18, 23-32, 35-39, 41, 52, 58, 70, 72, 73, 83, 84, 89-91, 93, 95, 99, 127, 135, 139, 160, 167, 173
シャゾー J. Chazaud J. 168, 173
ジャネ P. Janet P. 14, 24- 27, 30, 38, 51, 53, 67, 84, 90, 93, 105, 107
シャラン P. Chaslin P. 85
シャルコー Charcot 103
シャレーヌ Cyrène 145
ジャンケレヴィッチ V. Jankelevitch V. 158
ジュグラール G. Juglard G. 171
シュナイダー K. Schneider K. 16
シュラン神父 Père Surin 51
シュレーバー Schreber 19, 95
ショーター E. Shorter E. 120
ショーペンハウエル Schopenhauer 17, 107, 111
ジルソン Gilson 158
ジルボーグ Zilboorg 140, 141, 154, 155, 156, 159
ジロ L. Girod L. 144

ス

スタール G.-E. Stahl G.-E. 111, 141
スタイン C. Stein C. 70, 71
スタリジスト Starigiste 153
スネスネヴスキー Snesnevski 85
スピノザ Spinoza 12, 75, 92
スペンサー H. Spencer H. 25, 27-29, 35, 37, 91

さくいん

スリー J. Soury J. 146, 147, 153

セ

聖アウグスティヌス Saint Augustio 154
聖ジャン・ド・クロワ Saint Jean de la Croix 51
聖ジャンヌ・デ・ザンシュ Mère Jeanne des Anges 51
聖テレーズ・ダヴィラ Saint Thérèse d'Avila 12
聖トマス・アクィナス Saint Thomas d'Aquin 154
聖ボナヴェントゥラ Saint Bonaventure 154
セグラ J. Séglas J. 85, 86
セナック C énac 104
セルヴァンテス Cervantes 121
セルスニック Selesnick 159
セルトー M. de Certeau M. de 51
セルブスキ V. Serbski V. 85

ソ

ソシュール F de Saussure F. de 77, 111, 151
ソシュール R. Saussure R. 65, 103, 105-107, 111
ソラノス Soranos 153

タ

ダーウィン C. Darwin C. 27, 29
ターレス Thalès 145
ダカン J. Daquin J. 140
タトシアン A. Tatossian A. 169, 174
ダルビエズ R. Dalbiez R. 105, 107, 109, 113
ダレンベルク Daremberg 147

チ

チューク W. Tuke W. 140
チョムスキー N. Chomsky N. 65

ツ

ツット J. Zutt J. 126

テ

ディアトキーヌ R. Diatkine R. 70
ディエゴ F. F. de Diego F. F. de 13, 100, 173
ディド M. Dide M. 34, 84, 93, 103, 104

ディルタイ Dilthey 64, 65, 148
デカルト Descartes 32, 91, 92, 105, 125, 129, 156
デネット D.C. Dennett D.C. 67
デュメリー H. Dumery H. 158
デュラン Ch. Durand Ch. 165
デリダ J. Derrida J. 129
デリロ D. Delirio D. 173
テレンバッハ H. Tellenbach H. 66

ト

ド・ディウ de Dieu 140
ドゥーブル F.J. Double F.J. 151
ドゥルーズ Deleuze 34
トルワルド J. Thorwald J. 147
トスケル Tosquelles 70
ドニケル P. Deniker P. 97, 98
ドラカンパーニュ Ch. Delacampagne Ch. 126
ドラランド A. Delalande A. 147
トリヤ E. Trillat E. 35, 36, 167, 171
ドレー J. Delay J. 33, 57, 97, 99, 125, 139
トレミンヌ T. Trémine T. 174

ナ

ナクト Nacht 104
ナルベール J. Narbert J. 158

ニ

ニーチェ Nietzche 17, 107

ハ

ハイデッガー Heidegger 63, 64, 68, 124, 158
バイヤルジェ Baillarger 14, 23
ハインロート J. C. Heinroth J. C. 111, 141, 167
バザグリア F. Basaglia F. 123
バシュラール G. Bachelard G. 149
パラケルスス Paracelse 154, 159
パラジル Palagyel 55
バリー C. Bally C. 111
バリエティ Bariety 144, 147
バルト R. Barthes R. 151, 152
ハルトマン E. Hartman E. 107
ハルトマン H. Hartman H. 68, 106
ハルトマン N. Hartman N. 27
パレム R.M. Palem R.M. 116, 169, 174
ハンター H. Hunter H. 96

193

ヒ

ピアジェ J.　Piaget J.　67
ピショー P.　Pichot P.　120, 166, 167
ピタゴラス　Pythagore　154
ピネル P.　Pinel P.　129, 140
ヒル L.B.　Hill L.B.　114
ヒルシュ R.　Hirsch R.　99
ビルンバウム J.　Biremba J.　172
ビンスワンガー L.　Binswanger L.　28, 55, 96, 120, 125, 126

フ

ファーネル J.　Fernel J.　32, 159
ファルレ J.-P.　Falret J.-P.　45
フィロン　Philon　154
フーコー M.　Foucault M.　61, 105, 120-122, 129, 130, 133, 142, 151, 152, 156, 160
フェダン P.　Federn P.　68
フェルゴート A.　Vergote A.　114
フォイフタースレーベン　Feuchtersleben　93, 111
フォラン S.　Follin S.　54, 70, 96
フォレル A.　Forel A.　53
ブスケ　Bousquet　13
フッサール　Husserl　55, 63, 71, 158
フライギウス J. T.　Freigius J. T.　157
プラター F.　Plater F.　159
プラトン　Platon　147, 153
ブラン C.　Blanc C.　20, 37, 70, 121, 165, 172
ブリッセ C.　Brisset C.　115, 116, 142
ブルジェイ L.　Bourgey L.　147, 148
ブルネヴィユ　Bournevile　159
プルマルク C.　Poulmarc'h C.　171
フレト J.　Frétet J.　14
フロイト A.　Freud A.　106, 107
フロイト S.　Freud S.　17-19, 24-27, 29, 30, 34, 38, 61, 62, 67, 71-73, 75-77, 80, 84, 86, 90, 95, 103-115, 129, 130, 141, 154, 168
ブロイラー E.　Bleuler E.　15, 26, 28, 38, 40, 52-54, 83-91, 93-99, 103, 104, 108, 115
ブロカ　Broca　90
フロドストロム J.H.　Flodstrom J.H.　61, 173
フロム - ライヒマン F.　Fromm-Reichmann F.　96, 97, 114
プロン M.　Plon M.　105

ヘ

ヘーゲル　Hegel　71, 78, 92, 111, 158
ヘッド H.　Head H.　167
ペドロ D.　Pedro D.　144
ヘラクレイトス　Héraclite　145
ペリエ F.　Perrier F.　96, 114
ベリオ　Berrios　13, 27, 40, 99, 100, 173
ペリシエ Y.　Pelicier Y.　146
ベルクソン H.　Bergson H.　12, 33, 55, 62, 63, 86, 158
ベルゾー P.　Belzeaux P.　168
ベルナール H.　Bernard H.　138, 139
ベルナール P.　Bernard P.　116, 142
ベルニツァー P.　Bernitzer P.　99
ベルンハイム　Bernheim　107
ヘロピロス　Henophile　153
ヘンリー三世　Henri III　32
ペンローズ　Penrose　172

ホ

ポーター R.　Porter R.　119
ボードレール Ch.　Baudelaire Ch.　51
ボゲール V.　Bogaert V.　39
ポステル J.　Postel J.　24, 119, 167
ボッシュ　Bosch　121
ポッパー K.R.　Popper K.R.　172
ボレル　Borel　104
ポロ A.　Porot A.　166
ポンタリス J.B.　Pontalis J.B.　18, 61, 70

マ

マイネルト　Meynert　18
マイモニデス　Maïmonides　153
マイヤー - グロス W.　Mayer-Gross W.　38, 47, 52-55, 91, 94
マカルピン I.　Macalpine I.　95, 96
マッサーマン J.　Masserman J.　28
マニャン　Magnan　45-47
マルクス K.　Marx K.　158
マルセル G.　Marcel G.　158

ミ

ミカール M.S.　Micale M.S.　119
ミショー H.　Michaux H.　66
ミニョ H.　Mignot H.　13
ミュラー C.　Muller C.　98, 140
ミンコフスキー E.　Minkowski E.　16, 55, 56, 70, 86, 125, 126, 142, 167

194

ム

ムニエ E. Mounier E. 28, 68, 158
ムルグ R. Mourgue R. 31-34, 141

メ

メニンガー K. Menninger K. 44
メランフトン Melanchton 157
メルロ-ポンティ Merleau-Ponty 55, 56, 63, 70, 158

モ

モア T. Moore T. 157
モナコフ C. Monakow C. 28, 31-34, 141
モルセリ G.E. Morselli G.E. 94, 96
モレル H. Maurel H. 138, 143, 146
モロー（ド・トゥール） Moreau (de Tours) 13, 23, 48, 51

ヤ

ヤコブソン R. Jakobson R. 111
ヤスパース K. Jaspers K. 44, 46, 50, 51, 53, 107, 108, 126, 132, 148, 171

ユ

ユング C.G. Jung C.G. 84, 96

ラ

ライプニッツ Leibnitz 12
ラヴァスティン L. Lavastine L. 144, 159
ラヴェル Lavelle 158
ラガシュ D. Lagache D. 68
ラカミエ P.C. Racamier P.C. 96
ラカン J. Lacan J. 13, 16, 19, 61, 68, 70, 76, 78, 79, 87, 91-93, 95, 106-109, 111, 113, 114, 116, 126, 166, 168, 171
ラクリエ Lachelier 158
ラッサニュ M. Lassagne M. 171
ラフォルグ R. Laforgue R. 104
ラブカリー J. Laboucarie J. 165
ラプランシュ Laplanche 18, 70, 71
ラマルク Lamarck 27, 167
ラリー T. Leary T. 125
ランクール M. Rancoule M. 13
ラングフェルド G. Langfeld G. 96
ランテリ-ロラ G. Lanteri-laura G. 13, 70-72, 167

リ

リクール P. Ricoeur P. 61, 63, 72, 73, 76, 77, 157
リボー T. Ribot T. 27
リュムケ H.C. Rumke H.C. 94, 96, 109

ル

ル・グラン A. le Grand A. 154
ルアール J. Rouart J. 24, 30, 36, 39, 90
ルイエ Rouhier 13
ルー J. Roux J. 169, 170
ルーヴェン Louvain 114
ルール Roure 165
ルクレール S. Leclaire S. 70, 96, 114
ルグレン M. Legrain M. 46-49
ルディネスコ E. Roudinesco E. 105, 166
ルフェーヴル H. Lefebvre H. 70, 71
ルボヴィシ S. Lebovici S. 70

レ

レイコック T. Laycock T. 29
レイノルズ J.R. Reynolds J.R. 99
レイン R.D. Laing R.D. 65, 123-126, 142
レヴィン M. Levin M. 29, 91
レーウェンスタイン R. Loewenstein R. 104, 106
レジス E. Regis E. 103, 104
レリ女史 Madame Lairy 70
レン・エントラルゴ P. Lain Entralgo P. 120, 121, 138, 143, 144, 146, 149, 150

ロ

ロシェ D. Rocher D. 120
ロバン L. Robin L. 145
ロペツ-イボール J.-J. Lopez-Ibor J.-J. 96

ワ

ワイヤー J. Weyer J. 155, 159
ワインバーガー D.R. Weinberger D.R. 99
ワルシュ S. F. Walsh S.F. 29
ワルデンフェルツ B. Waldenfelz B. 114
ワロン H. Wallon H. 67

訳者紹介

藤元登四郎（ふじもととしろう）
東京大学医学部卒、精神科医
医学博士

著書

「MRS of the Brain and Neurological Disorders」（CRC、2000）共著、2002年ドイツシーメンス賞受賞
「アンリ・エーと器質力動論」（そうろん社、2004）
「アンリ・エー　統合失調症」（創造出版、2007）
「ピエール・マルシェ　精神活動」（創造出版、2010）
「ダリ、ボッシュ、マグリット、エッシャーの謎を解く　パラノイアック・クリティック／初期荒巻義雄作品研究　付　荒巻義雄『作者自身の証言』」（近刊）

精神疾患の画像研究に対して　第16回クリニカルPET賞受賞（2011）

アンリ・エー入門
エーと現代の精神医学思想

ジャン・ギャラベ　著　藤元登四郎　訳

2012年4月6日第1版第1刷

発行者　山田禎一
発行所　社会福祉法人新樹会創造出版
〒151-0053　東京都渋谷区代々木1-37-4 長谷川ビル2F
電話03-3299-7335／FAX03-3299-7330
印刷　モリモト印刷

乱丁・落丁本はお取り替えいたします。